Mayada Jemaa
Yomn Ben Hmidene

O poder do laser de Erbium na dentisteria conservadora e na endodontia

Mayada Jemaa
Yomn Ben Hmidene

O poder do laser de Erbium na dentisteria conservadora e na endodontia

ScienciaScripts

Imprint

Any brand names and product names mentioned in this book are subject to trademark, brand or patent protection and are trademarks or registered trademarks of their respective holders. The use of brand names, product names, common names, trade names, product descriptions etc. even without a particular marking in this work is in no way to be construed to mean that such names may be regarded as unrestricted in respect of trademark and brand protection legislation and could thus be used by anyone.

Cover image: www.ingimage.com

This book is a translation from the original published under ISBN 978-620-6-71340-1.

Publisher:
Sciencia Scripts
is a trademark of
Dodo Books Indian Ocean Ltd. and OmniScriptum S.R.L publishing group

120 High Road, East Finchley, London, N2 9ED, United Kingdom
Str. Armeneasca 28/1, office 1, Chisinau MD-2012, Republic of Moldova, Europe
Printed at: see last page
ISBN: 978-620-7-62618-2

Índice

Introdução

Introdução

Desde a sua primeira aparição em 1960, os sistemas LASER têm continuado a evoluir e são atualmente uma das tecnologias mais utilizadas.

Utilizado em vários domínios, o LASER conquistou um lugar no sector da saúde como instrumento de diagnóstico e terapêutico [23].

O primeiro LASER médico foi um LASER de Rubi. Mais tarde, com a introdução de diferentes tipos de LASER, as suas indicações foram gradualmente alargadas a várias especialidades médicas, incluindo a medicina dentária moderna.

A primeira utilização de um laser para a preparação de cavidades dentárias foi descrita em 1964 com o laser de Rubi (693,4 nm). $_2$Nos anos seguintes, foram avaliados outros lasers com diferentes comprimentos de onda, como o Nd:YAG (1,065 μm) e o CO (9,6 μm). As principais desvantagens deste último são, em primeiro lugar, a sua baixa absorção no tecido dentário, reduzindo assim a sua eficácia, mas também um aumento da temperatura dentro da polpa, causando a carbonização do tecido e o aparecimento de microfissuras [23,86].

Nas últimas décadas, o aparecimento no mercado dos lasers da família Erbium, com os seus dois comprimentos de onda de 2940 nm e 2780 nm, permitiu aos profissionais da área ultrapassar estes inconvenientes. De facto, graças à sua elevada absorção na água e na hidroxiapatite, os lasers de Erbium: Yttrium Aluminium Garnet (Er: YAG) e de Erbium, Chromium: Yttrium, Scandium, Gallium, Garnet (Er, Cr: YSGG), desde o primeiro trabalho de Keller e Hibst em 1989, provaram a sua eficácia tanto nos tecidos dentários duros como moles [13,82].

Além disso, devido à sua versatilidade, estes lasers foram amplamente estudados e são atualmente os lasers de eleição para uma série de tratamentos dentários conservadores, tais como curetagem de cáries, preparação de cavidades de ligação e tratamento da hipersensibilidade da dentina.

Em endodontia, os lasers de érbio são também cada vez mais indicados nas várias fases do tratamento dos canais radiculares. Por um lado, permitem ultrapassar as dificuldades encontradas durante o tratamento endodôntico convencional (complexidades anatómicas e incapacidade de penetração das soluções irrigadoras nos canais laterais e ramificações apicais) e, por outro lado, oferecem a possibilidade de melhorar a capacidade de limpeza e eliminação dos detritos dos canais radiculares, garantindo assim uma melhor descontaminação do sistema endodôntico [64].

O objetivo principal do nosso trabalho foi, portanto, avaliar o contributo de cada um dos dois lasers de Érbio (Er: YAG e Er, Cr: YSGG) na Dentisteria e Endodontia Conservadora (DCO), e tentar concluir, com base em dados recentes da literatura, qual destes dois lasers é o mais indicado para esta especialidade.

Para atingir este objetivo, o primeiro capítulo apresenta os dois lasers Er:YAG e Er,Cr:YSGG, as suas principais características e as suas diversas aplicações clínicas. O segundo capítulo descreve os efeitos destes dois lasers de érbio nos tecidos dentários. Dois grandes capítulos foram então dedicados a detalhar a contribuição dos lasers Er:YAG e Er,Cr:YSGG na medicina dentária conservadora e na endodontia. No último capítulo, comparamos estes dois lasers e concluímos, com base nos dados da literatura, qual dos dois é o mais útil na nossa prática de OCE.

Lasers de érbio (Er: YAG e Er, Cr: YSGG)

1. Apresentação dos lasers de érbio [1,23,93].

A família dos lasers de érbio, que inclui lasers com um meio ativo sólido (cristal), é essencialmente representada por 3 tipos de lasers que emitem no infravermelho médio:

- *Laser Er: YAG* (Erbium: Yttrium-Aluminium-Garnet) com um comprimento de onda de 2,49 μm.

- *Laser Er, Cr: YSGG* (Erbium, Chromium: Yttrium-ScandiumGadolinium-Garnet) com um comprimento de onda de 2,78μm.

- *Laser Er: YSGG* (Erbium: Yttrium-Scandium-Gadolinium-Garnet) com um comprimento de onda de 2,79μm.

Os *granitos* presentes na composição do meio de amplificação do laser são sólidos cristalinos.

2. Vantagens e desvantagens (Quadro I)

Tabela I: Vantagens e desvantagens dos lasers de érbio na prática dentária [1,70,71,85].

Benefícios	Desvantagens

-Adequado para o tratamento de tecidos dentários duros e moles.	-Tempo de processamento mais curto do que as técnicas convencionais.
-Terapia minimamente invasiva (ablação tecidos selectivos).	-Fraca ação hemostática em cirurgia.
-Necessita de pouca ou nenhuma anestesia local.	- Requerem uma formação intensiva em termos de funcionamento e de configuração.
-Não há ruído ou vibrações durante o processamento.	-A sua utilização é perigosa se não forem tomadas as precauções necessárias.
-Remoção eficaz da lama dentina (Smear Layer).	-Custo elevado.
-Descontaminação de superfícies.	
-Pouco aquecimento do tecido pulpar.	
-Menos risco de danos iatrogénicos.	

3. O laser Er: YAG

3.1. Definição [1,13,16,93]

O laser Er: YAG utiliza um meio ativo sólido de granada de ítrio-alumínio (Y3Al5O12) dopado com iões (Er3+) que são Lantanídeos (um grupo de terras raras). Funciona através de um sistema de bombeamento ótico caracterizado por um intenso flash de luz correspondente a uma banda de absorção do ião Er3+ incorporado no cristal.

Este laser emite no infravermelho médio a um comprimento de onda de 2940 nm, que corresponde ao pico de absorção da água e da hidroxiapatite. O resultado é uma absorção muito boa pelo esmalte, dentina e tecidos moles. Uma das principais características do laser Er:YAG é a sua baixa penetração nos tecidos e o seu efeito térmico controlado.

Um exemplo de um laser Er: YAG: o laser LiteTouch™ da Syneron (Figura 1).

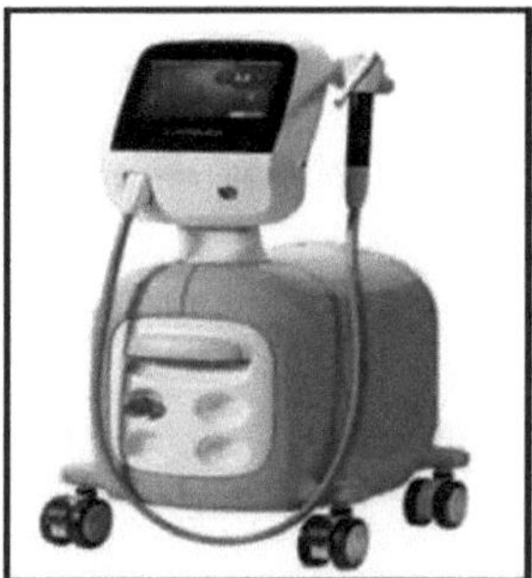

Figura 1: O laser Er: YAG LiteTouch™ (Syneron) [1].

3.2 Características [2,13,68]

Meio ativo	Granada de ítrio e alumínio dopada com iões ErbiumEr3+
Comprimento de onda	2940 nm
Modo de transmissão	Pulsado
Duração do impulso	50µs a 1000µs
Modo de transmissão	-Fibra ótica flexível à base de safira ou quartzo -Braço articulado

Em 2005, Bertrand e Rocca compararam a eficácia da transmissão da luz do laser Er:YAG utilizando fibras ópticas e o braço de espelho articulado. Verificaram que este último exigia trabalhar a uma distância do tecido alvo, com uma distância focal entre 9 e 15 mm.

Abaixo ou acima desta distância, havia o risco de perder algum do potencial de ablação.

Além disso, os autores revelaram que os espelhos se entopem muito rapidamente e precisam de ser limpos regularmente com uma compressa.

Por outro lado, foi referido que a utilização de uma ponta de quartzo ou safira oferece a vantagem de poder trabalhar em contacto com o tecido dentário sem a necessidade de uma distância focal [13].

3.3. Aplicações clínicas [2,93]

Tabela II: Aplicações clínicas dos lasers Er:YAG e Er,Cr:YSGG.

Medicina dentária Curador	- Remoção de cáries - Preparação de cavidades de ligação - Condicionamento do esmalte e da dentina - Selagem de poços e fissuras - Dessensibilização de pescoços dentários sensíveis
Endodontia	- Preparação e limpeza de canais radiculares - Ativação de soluções de irrigação endodôntica - Cirurgia endodôntica (ressecção apical)
Periodontologia	- Desbridamento sulcular - Descontaminação das bolsas periodontais - Alongamento coronário - Perfuração em implantologia (não suficientemente precisa)
Cirurgia oral	- Cirurgia dos tecidos moles (incisão, excisão, coagulação) - Freinectomia - Aprofundar os vestíbulos - Eliminação do tecido patológico (quistos, neoplasias, etc.) e do tecido hiperplásico (tecido de granulação) à volta do ápice - Tratamento das úlceras - Osteotomia, osteoplastia

4. Laser de Er, Cr: YSGG

4.1. Definição [1,16]

O laser Er, Cr : YSGG emite também no infravermelho médio com um comprimento de onda de 2780 nm. O seu meio ativo é um cristal de granada de ítrio, escândio e gálio dopado com iões de érbio (Er3+).

Tem quase as mesmas propriedades que o laser Er: YAG, exceto que

o seu comprimento de onda é ligeiramente menos absorvido pela água

e mais pelos iões hidroxilo (Figura 2).

Isto significa que penetra nos tecidos dentários 3 vezes mais do que o

laser Er:YAG.

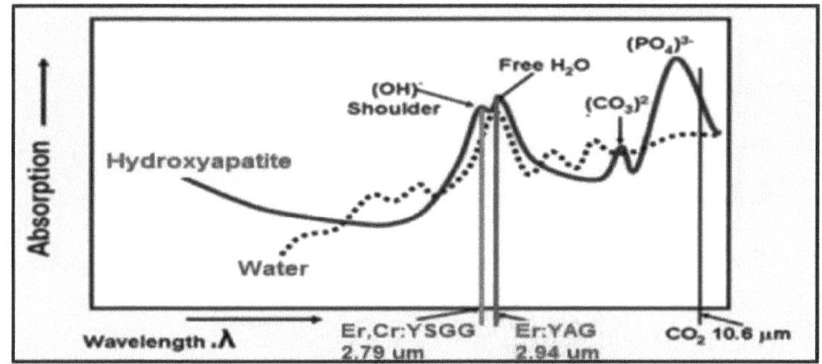

Figura 2: Absorção dos comprimentos de onda do érbio nos cromóforos dos tecidos dentários duros [1].

Exemplo de um laser Er, Cr: YSGG: o laser WaterlaseiPlus® da Biolase.

(Estados Unidos). (Figura 3)

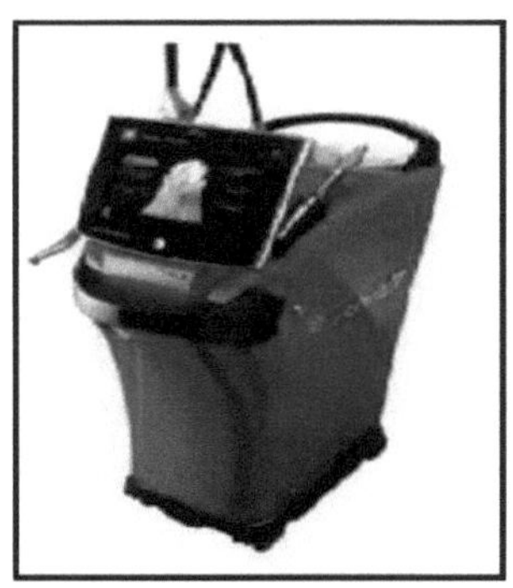

4.2. Características [2,68]

Meio ativo	Cristal de granada de ítrio, escândio e gálio dopado com crómio de érbio
Comprimento de onda	2780 nm
Modo de transmissão	Pulsado
Duração do impulso	>500µs
Modo de transmissão	Fibra ótica

4.3. Aplicações clínicas

As aplicações clínicas do laser de Er, Cr: YSGG são idênticas às do laser de Er: YAG, tal como descrito no Quadro II.

Efeitos dos lasers de érbio nos tecidos dentários

1. Efeitos no esmalte

Em 2010, Tsanova e Tomov utilizaram um Microscópio Eletrónico de Varrimento (SEM) para estudar as alterações morfológicas no esmalte dentário irradiado com o laser Er:YAG. Verificaram que, após a irradiação, o esmalte apresentava uma aparência típica de uma superfície rugosa e irregular semelhante à gravada com ácido, com prismas de esmalte agrupados nos chamados aglomerados "favo *de mel"* [87].

Da mesma forma, Darlon Martins et al, em 2014, revelaram, na sequência de estudos de Microscópio Eletrónico de Varrimento (SEM) realizados em esmalte humano irradiado com um laser Er: YAG, superfícies rugosas com prismas de esmalte ejectados por efeito de ablação a laser [51].

De facto, estes autores referiram que, devido à elevada taxa de absorção dos feixes de érbio pela água no espaço interpretismal, se produziu uma exposição dos prismas de esmalte após a irradiação (Figura 4).

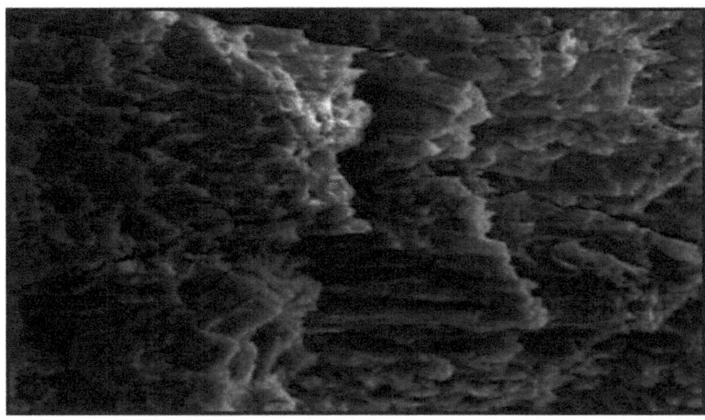

**Figura 4: Vista SEM do esmalte exposto ao laser Er: YAG (Ampliação ×
1000) [51].**

Com o laser Er, Cr: YSGG, Mozammal et al, em 2001, verificaram
que o esmalte irradiado também tinha uma superfície rugosa, com
prismas de esmalte proeminentes em forma de "*escada*" e sem sinais
de erosão ou fusão [35] (Figura 5).

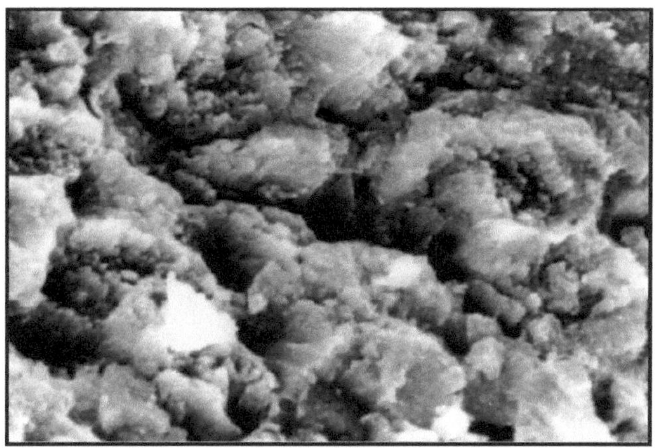

**Figura 5: Vista SEM do esmalte exposto ao laser Er, Cr : YSGG (ampliação
× 5000) [35].**

O estudo efectuado por Harashima et al em 2005 revelou que os dois
lasers Er: YAG (2940nm) e Er, Cr: YSGG (2780nm), dados os seus
comprimentos de onda muito semelhantes, mostram resultados
morfológicos quase semelhantes no esmalte irradiado observado por
SEM [34].

No entanto, foi referido no mesmo estudo que as superfícies dentárias
irradiadas com o laser Er, Cr: YSGG eram mais ásperas do que as
irradiadas com o laser Er: YAG.

Esta diferença na rugosidade foi justificada pelo facto de as superfícies irradiadas pelo laser Er, Cr: YSGG terem sido mais afectadas termicamente do que as irradiadas pelo laser Er: YAG (a ablação do esmalte foi iniciada a temperaturas de cerca de 800°C para o laser Er, Cr: YSGG e 300°C para o laser Er: YAG) [34].

2. Efeitos na dentina

Estudos efectuados por Tomomi Hrashima et al em 2005, Shi et al em 2009, Shi Lin et al em 2010 e Darlon Martins et al em 2014, demonstraram que a irradiação com laser de érbio era mais eficaz no tecido dentinário do que ao nível do esmalte, devido à presença de uma grande quantidade de água na dentina [34,51,52].

De acordo com Shi Lin et al, em 2010, a dentina, que é composta por 20% de água em volume, absorve mais comprimentos de onda de érbio do que o esmalte dentário (que contém um volume de água não superior a 12%). Como resultado, a taxa de ablação da dentina foi mais rápida do que a do esmalte dentário e os parâmetros de potência utilizados foram mais baixos [52].

Em 2014, Darlon Martins et al avaliaram o efeito do laser Er:YAG (2940nm) na morfologia da superfície da dentina. Após a análise por MEV, observaram a alteração da microestrutura da dentina com uma aparência de superfície irregular, desprovida de lama dentinária, com túbulos dentinários bem abertos e dentina peritubular proeminente (Figura 6).

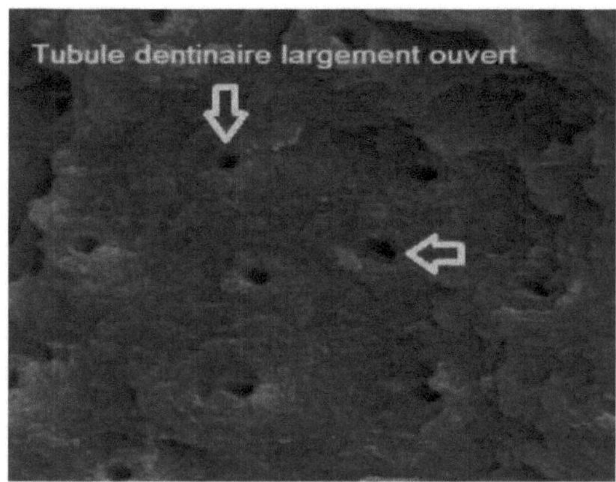

Figura 6: Observação SEM da dentina exposta ao laser Er:YAG (ampliação × 3000) [51].

Os autores também revelaram que a dentina intertubular, devido ao seu conteúdo rico em água, sofreu maior ablação do que a dentina peritubular, daí o aparecimento proeminente dos túbulos dentinários [51].

Estudos anteriores, tais como os de Matsumoto et al em 2003, Ramos et al em 2004 e Corona et al em 2007, sugeriram que a aparência da superfície da dentina obtida por irradiação com lasers de érbio seria favorável para procedimentos de colagem de dentina em comparação com outros tipos de lasers.

De facto, foi mencionado nestes estudos que a ausência de *uma* camada de esfregaço e de túbulos dentinários bem abertos poderia possivelmente aumentar a permeabilidade da dentina e, portanto, favorecer a infiltração de monómeros de resina no tecido dentinário.

No entanto, estudos mais recentes mostraram que o efeito da

irradiação na superfície dentinária, antes do procedimento de ligação, pode revelar resultados divergentes, dependendo dos parâmetros do laser utilizados [12,52].

3. Efeitos na polpa

Os efeitos térmicos indesejáveis que podem ser gerados no tecido pulpar continuam provavelmente a ser o principal problema no tratamento de tecidos dentários duros.

No entanto, já nos estudos anteriores de Keller e Hibst em 1998, foi provado que o tecido dentário podia ser removido com o laser Er:YAG sem causar qualquer dano térmico à polpa, desde que fossem utilizados os parâmetros laser adequados e fosse empregue um jato de água apropriado.

Além disso, estudos de Takamori et al. em 2000 e Martins et al. em 2005 relataram que um aumento na temperatura da polpa poderia ser observado após a irradiação com laser Er: YAG, mas não excedendo 5,5°C (temperatura crítica da polpa na qual a vitalidade da polpa será comprometida).

O estudo realizado por Kilini et al em 2009, cujo objetivo era comparar a segurança térmica dos dois lasers Er: YAG e Er, Cr: YSGG com a das brocas de diamante, mostrou que, embora os lasers de érbio gerem significativamente menos calor nas superfícies dentárias irradiadas em comparação com as brocas, estes dois lasers produzem um maior aumento da temperatura a nível pulpar [42].

No entanto, este aumento de temperatura mantém-se sempre abaixo do valor crítico (5,5°C) para ambos os sistemas e não causa danos térmicos na polpa dentária [42].

Também Raucci-Neto et al, em 2014, demonstraram que o aumento da temperatura durante a ablação de tecido dentário sadio e desmineralizado correlacionou-se com o nível de energia empregado do laser de Er: YAG. Assim, grupos de dentes irradiados com energias de 200 e 250 mJ revelaram os maiores valores de temperatura (entre 3,5 e 4,5°C) [73].

No entanto, nenhum dos parâmetros de energia utilizados resultou num aumento de temperatura superior a 5°C. Consequentemente, os autores puderam concluir que o uso do laser de Erbium para ablação de tecidos duros não pode ser considerado uma fonte potencial de danos térmicos à polpa.

Contribuição dos lasers de érbio (Er: YAÇ e Er, Cr: YSÇÇ) na medicina dentária conservadora

1. Prevenção da desmineralização induzida pelo laser de Erbium (LIPD*)*

A possibilidade de aumentar a resistência ácida do esmalte após a irradiação com laser, vulgarmente conhecida como "*Prevenção da Desmineralização Induzida por Laser*" (LIPD), foi descrita pela primeira vez em 1965 com o laser de rubi [72].

Por conseguinte, vários autores relataram o efeito de prevenção da desmineralização dentária utilizando diferentes comprimentos de onda escolhidos em função da sua absorção nos tecidos dentários duros (Castellan et al. 2007; De Freitas et al. 2010; Correa-Afonso et al. 2012).

Dada a composição volumétrica do esmalte dentário: 85% de hidroxiapatite, 12% de água e 3% de proteínas e lípidos, a utilização de comprimentos de onda fortemente absorvidos pela água e pela hidroxiapatite foi capaz de gerar alterações térmicas no esmalte, resultando numa modificação química da sua estrutura e num aumento da sua resistência ao ataque ácido [31,72].

Da mesma forma, na dentina, a irradiação laser que foi fortemente absorvida pelos cromóforos neste tecido (especialmente a água) foi suscetível de melhorar a resistência ao ataque ácido e inibir a progressão da cárie na dentina [72].

Por exemplo, os lasers Er:YAG e Er,Cr:YSGG, que funcionam nos comprimentos de onda mais absorvidos pelos tecidos dentários duros, têm sido amplamente estudados no âmbito da prevenção da desmineralização dentária.

► **Mecanismo de ação**

Até à data, o mecanismo exato pelo qual os lasers Er:YAG (2,94μm) e Er,Cr:YSGG (2,78μm) actuam na superfície dentária, aumentando a sua resistência à desmineralização, não está bem estabelecido na literatura. No entanto, alguns autores sugeriram que dois mecanismos principais são responsáveis pela redução da solubilidade do esmalte dentário irradiado com lasers de Erbium [72].

O primeiro mecanismo, segundo os autores, diz respeito a alterações na composição química do esmalte dentário, que ocorrem quando a temperatura da superfície do esmalte, irradiada com lasers de Erbium, aumenta de 100 para 650°C, levando, por um lado, a uma redução do teor de água e de carbonatos e, por outro, a um aumento dos iões hidroxilo e à formação de pirofosfatos (Geraldo-Martin, 2013; Diaz-Monroy et al. 2014; Colucci et al. 2015).

Diaz-Monroy et al (2014) realizaram um estudo in vitro com o objetivo de avaliar as alterações na estrutura do esmalte dentário irradiado com o laser Er: YAG.

Concluíram que a resistência do esmalte à dissolução ácida estava principalmente associada a uma alteração na sua composição mineral, nomeadamente uma redução significativa da percentagem de carbono (C) e um aumento de oxigénio (O), fósforo (P) e cálcio (Ca). [29]

Essas mesmas mudanças foram observadas por Ceballos-Jiménez et al. em 2018, que mostraram que a irradiação com laser Er: YAG sozinha ou combinada com a aplicação de um gel de flúor poderia promover a resistência ácida do esmalte dentário, aumentando a relação Ca/P, considerada o indicador mais confiável da desmineralização dentária [18].

Por outro lado, Muller Ramalho et al. em 2015 relataram que oião carbonato, presente na composição mineral do esmalte, integra-se mal na rede de cristais de hidroxiapatite e dá origem a uma fase de apatite menos estável e, portanto, mais solúvel em ácidos. A irradiação com lasers de érbio teve assim o papel de eliminar, por efeito fototérmico, esta substância mineral considerada como impureza, reduzindo assim o grau de dissolução do esmalte dentário [72].

Relativamente ao segundo mecanismo, alguns autores demonstraram que, durante a irradiação laser, a decomposição parcial da matriz orgânica que ocupa os espaços inter e intra-prismáticos do esmalte dentário leva ao bloqueio destes espaços. Como resultado, o influxo de ácido e a difusão de minerais para fora do esmalte podem ser comprometidos (Ying et al. 2004; Maung et al. 2007; Liu et al. 2012). Outros estudos publicados apoiaram esta teoria do "bloqueio orgânico" [31,62].

Além disso, uma revisão da literatura mostrou que a fusão da matriz orgânica induzida pela irradiação das superfícies do esmalte com lasers de érbio contribui em pelo menos 25% para a inibição da perda mineral e 57% para parar a progressão de lesões cariosas incipientes [72].

No entanto, foi relatado que o efeito do bloqueio orgânico pode atingir um pico e diminuir após a decomposição completa da matriz orgânica a uma temperatura >400°C (Geraldo-Martins et al. 2012).

A eficácia e segurança dos dois lasers Er:YAG (2,94 µm) e

Er,Cr:YSGG (2,78 µm) na prevenção da desmineralização dentária estava diretamente relacionada com a definição correcta dos parâmetros do laser e das condições de trabalho.

► **Influência dos parâmetros do laser no LIPD**

De acordo com a revisão da literatura, os valores óptimos de energia para o LIPD utilizando comprimentos de onda de érbio deram origem a controvérsia [72].

Um estudo in vitro efectuado por Liu et al. [22]em 2013, realizado para avaliar o potencial cariostático do laser Er: YAG (2940nm) utilizado em baixas densidades de energia, demonstrou que a irradiação de superfícies dentárias com o laser Er: YAG em densidades de energia sub-ablativas de 2 J/cm e 5,1 J/cm foi capaz de prevenir significativamente a desmineralização do esmalte em 38%, em comparação com a superfície de controlo (não irradiada), sem eliminar tecido e sem causar qualquer dano térmico.

No entanto, os autores relataram que o tratamento com 5,1 J/cm2 foi mais eficaz na prevenção da desmineralização (45,2%) do que o tratamento com 2 J/cm2 (25,2%) [54].

[2]Gerardo-Martins et al, em 2013, mostraram que a irradiação laser Er, Cr: YSGG foi capaz de aumentar a resistência ácida do esmalte irradiado em 23% em comparação com a superfície de controlo, utilizando a potência de saída mais baixa 0,25 W (62,5 J /cm) e sem pulverização de água e ar [31].

Por sua vez, De Oliveira et al em 2017 sugeriram que uma frequência de pulso de 30 Hz e uma potência de saída de 0,5 W do laser Er, Cr: YSGG poderiam ser considerados os melhores parâmetros para LIPD

[24].

No que respeita à contribuição da pulverização de água durante a irradiação de superfícies dentárias com lasers de érbio, foram obtidos resultados satisfatórios na prevenção da desmineralização, com ou sem arrefecimento [72].

De facto, entre os estudos que mostraram resultados positivos para LIPD utilizando irradiação laser de Erbium, alguns utilizaram arrefecimento com água (Correa-Afonso et al em 2010; Colucci et al em 2015) e outros não (Liu et al em 2013).

No entanto, tem sido referido que a presença de grandes quantidades de água durante a irradiação laser aumenta o risco de ablação, bem como a porosidade da superfície dentária, o que facilita a difusão de ácidos na estrutura do esmalte e aumenta a profundidade da desmineralização (Colucci et al em 2009 e Olivi et al em 2010).

Assim, alguns autores como Scatolin et al em 2014 e Colucci et al em 2015 defenderam quantidades mínimas de água de 2 a 5ml/min para arrefecer superfícies dentárias irradiadas com lasers de Erbium em LIPD.

► **Tratamento combinado: lasers de érbio e géis de remineralização**

Vários autores relataram os benefícios da irradiação de superfícies dentárias com lasers de Erbium combinada com a aplicação de géis à base de flúor na prevenção da desmineralização dos tecidos dentários (Ana et al. 2012; Liu et al. 2013; Mathew et al .2013).

Em 2013, foi realizado um estudo in vitro por Liu et al. com o objetivo de comparar o efeito cariostático do tratamento combinado de laser-fluoreto com tratamentos de laser isolados e tratamentos de fluoreto isolados [53].

Os resultados deste estudo foram a favor de um efeito cariostático significativo do tratamento combinado em comparação com outros tratamentos. [2]A irradiação com laser Er:YAG de baixa energia (5,1 J/cm) combinada com o tratamento com gel de fluoreto de NaF a 2% preveniu 54,8% da desmineralização do esmalte dentário, em comparação com 41,2% apenas com o laser e 28,9% apenas com o fluoreto.

Os autores sugeriram que a irradiação com laser Er:YAG das superfícies dentárias após o tratamento com flúor poderia transformar instantaneamente a tiroxiapatite do esmalte em hidroxiapatite fluorada, aumentando assim a resistência do esmalte aos ácidos [53]. Além disso, Kumar et al. em 2016 compararam, num estudo in vitro, a resistência da superfície do esmalte após irradiação com o laser Er, Cr : YSGG sozinho ou em combinação com o tratamento com flúor [46].

Foi utilizado o laser Er, Cr: YSGG com parâmetros sub-ablativos: 2,8 J/cm2; 0,5 W; 20 Hz.

Foram utilizados dois tipos de gel de flúor de duas formas diferentes: após a irradiação laser e como pré-tratamento (antes da irradiação).

- ■ 2% NaF" Gel *de fluoreto de sódio*
- ■ APF 1,23% Gel *de fluoreto de pósfato acidulado*

O estudo mostrou que :

- ■ Verificou-se uma alteração acentuada na topografia da superfície do esmalte após a irradiação com laser: a superfície apresentou-se mais erodida com crateras e fissuras e a aplicação sinérgica do gel resultou na formação de glóbulos e grânulos, bem como num aspeto vitrificado da superfície do esmalte.

■ O valor da microdureza aumentou mais significativamente após a utilização do gel de NaF do que após a utilização do gel de APF.

Foi observado um aumento máximo na microdureza do esmalte quando o gel de flúor (APF) foi aplicado antes da irradiação laser (como pré-tratamento).

Os autores concluíram que a irradiação laser Er, Cr: YSGG, isoladamente ou em combinação com gel de flúor, pode ser uma ferramenta eficaz para aumentar a resistência do esmalte às cáries [46].

No entanto, o estudo de Molaasadollah et al em 2017, realizado com o objetivo de comparar a eficácia do gel de flúor (APF 1,23%) sozinho e em combinação com o laser Er, Cr: YSGG (0,5 W; 20 Hz) na remineralização de lesões brancas (White spot) em dentes decíduos, mostrou que a irradiação com o laser Er, Cr: YSGG não aumentou a eficácia do flúor no controlo da progressão dessas lesões [61].

Os autores relataram que não houve diferença significativa entre os grupos de dentes tratados apenas com flúor e aqueles tratados com o laser Er, Cr: YSGG em termos da extensão das lesões.

Assim, embora exista muita controvérsia na literatura relativamente ao potencial do laser de Erbium sozinho ou em combinação com outras intervenções na prevenção da desmineralização dentária, a maioria das publicações relatou resultados favoráveis [72].

No entanto, são ainda necessárias informações sobre a gama de energia óptima utilizada e o protocolo de prevenção da desmineralização utilizando comprimentos de onda de Erbium.

2. Remoção de cáries e preparação de cavidades

Desde que a sua utilização para o tratamento de tecido dentário duro foi aprovada pela Food and Drug Administration (FDA) em 1997 e 1998, respetivamente, os lasers Er: YAG (2940 nm) e Er, Cr: YSGG (2780 nm) têm sido amplamente estudados para a remoção de tecido cariado e preparação de cavidades [79].

Antonis Kallis et al., em 2016, referiram que o laser Er: YAG era considerado o laser de eleição para cortar tecidos dentários duros de forma rápida, eficiente e segura.

Riccardo Poli et al. em 2017, relataram que os lasers Er: YAG (2940nm) e Er, Cr: YSGG (2780nm) poderiam ser usados como uma alternativa à broca para a remoção de lesões cariosas e a preparação de cavidades de Classe I, II, III, IV e V (classificação de Black) com a vantagem de remover conjuntamente o tecido mole, se necessário [71].

Um estudo in vitro efectuado por Al-Batayneh et al em 2014, comparando a eficiência de corte do laser Er: YAG (2940 nm) versus brocas de diamante em dentes primários e permanentes, mostrou que foram observadas taxas mais elevadas de ablação do esmalte e da dentina, bem como uma remoção significativamente mais eficiente do tecido dentário cariado, após a irradiação com laser de Erbium em comparação com o tratamento convencional [10].

Este estudo relatou que o aumento da temperatura na polpa não excedeu o limite de 5,5°C em nenhum dente durante a ablação a laser.

Além disso, Tao et al em 2017, numa meta-análise da literatura, revelou que o laser de Erbium, para além da sua segurança, reduziu a necessidade de anestesia local durante a excisão de tecido cariado em comparação com o tratamento convencional com broca [85].

De facto, verificou-se que, na maioria dos estudos clínicos, poucas pessoas no grupo do laser Er:YAG sentiram dor e solicitaram anestesia local durante a preparação da cavidade.

Além disso, um estudo clínico de Zhegova et al em 2015, realizado para avaliar a eficácia do laser Er:YAG no tratamento de lesões cariosas em dentes permanentes em crianças com idades entre os 6 e os 16 anos, mostrou que, após 2 anos de acompanhamento, não foi detectada sensibilidade pós-operatória ou cáries secundárias em nenhum dos pacientes [92].

O estudo também relatou que 94,83% das restaurações de lesões cariosas tratadas com o laser Er:YAG eram clinicamente aceitáveis e nenhuma das restaurações foi perdida após 2 anos.

O tratamento com laser Er:YAG também foi mais aceite pelos doentes do que o tratamento convencional devido à ausência de ruído, vibração e necessidade de anestesia antes e durante o tratamento [92].

2.1. Mecanismo de ação

A ablação de tecidos dentários duros por lasers de érbio é o resultado de um mecanismo complexo que envolve dois efeitos principais: térmico e mecânico [1].

A interação da radiação de érbio com os tecidos dentários mineralizados, sãos ou cariados, provoca um aumento da temperatura das moléculas de água contidas no esmalte e na dentina.

O resultado é a expansão volumétrica e a elevada pressão interna, que provocam a eliminação do material por micro-explosões [1,13].

Este processo de ablação termomecânica ocorre a temperaturas abaixo do ponto de fusão do tecido dentário duro (1200°C) e varia consoante o comprimento de onda do laser utilizado: o laser Er: YAG (2940 nm) atinge 300°C no limiar de ablação, enquanto o laser Er, Cr: YSGG atinge 800°C (Ana et al. ,2007 ; Neves et al. ,2010).

2.2. Influência dos parâmetros do laser na eficiência da ablação

[22]De acordo com uma revisão da literatura, o nível médio de limiar a que ocorre a ablação de tecido dentário duro é de aproximadamente 8 a 11 J/cm para o laser Er: YAG e 10 a 14 J/cm para o laser Er, Cr: YSGG [71].

No entanto, autores como Laria et al. em 2011 e Strakas et al. em 2018 mostraram que a eficiência de corte dos lasers Er: YAG e Er, Cr: YSGG está correlacionada com vários parâmetros, como a energia do laser, a potência de saída e o número de impulsos por segundo.

Riccardo Poli et al., em 2017, mencionaram que a energia do laser deve ser ajustada de acordo com o tecido-alvo em causa [71].

A tabela seguinte (Tabela III) resume as energias médias recomendadas pelo autor para a ablação eficaz e segura de tecidos dentários duros utilizando lasers de érbio.

Tabela III: Valores de energia do laser de érbio em função do tecido alvo [71].

Tecido	Dente temporário		Dente permanente		Dentina Variegado
	Correio eletrónico	Dentina	Correio eletrónico	Dentina	
Energia	100-200 mJ	100-150 mJ	200-250 mJ	100-200 mJ	100-150 mJ

Quanto mais água o tecido contiver, menos energia necessita para ser eliminado. A duração do pulso é também um parâmetro muito importante a ter em conta na configuração do laser. Quanto mais curta for a duração do impulso, menor será a energia convertida em calor e menor será a interação e os danos térmicos nos tecidos dentários [71]. Um estudo in vitro realizado por Baraba et al. *em 2013, avaliando a taxa de ablação do laser Er: YAG em dentina utilizando três durações de pulso diferentes, mostrou que a "taxa de ablação clínica", medida em *mm /s,* era maior quando o laser Er: YAG era utilizado com o modo SSP "Super Short Pulse" (pulsos de 50 µs) do que com o modo MSP "Medium Short Pulse" (pulsos de 100 µs) ou o modo SP "Short Pulse" (pulsos de 300 µs) [11].

Os autores explicaram estes resultados pelo facto de que, no modo SSP, o calor não teve tempo de se difundir nos tecidos ou de se dissipar, e a maior parte da energia foi absorvida pela água e utilizada para ablacionar o tecido dentinário [11].

O ajuste da taxa de repetição de impulsos, também conhecida como frequência de impulsos (expressa em Hz ou impulsos por segundo), é também muito importante para evitar o aquecimento excessivo dos tecidos dentários duros.

À medida que o número de impulsos por unidade de tempo aumenta, o intervalo entre impulsos (tempo de relaxamento térmico) é reduzido, deixando menos tempo para o tecido dentário arrefecer [1]. Por conseguinte, é sempre necessário pulverizar água e ar durante o tratamento, a fim de reduzir a temperatura do local irradiado e evacuar os detritos removidos.

2.3. Seletividade da ablação

A preparação cavitária minimamente invasiva baseia-se na remoção de tecido desmineralizado sem sacrificar tecido saudável ou potencialmente remineralizável. (Toro et al. , 2013)

Como os tecidos cariados são mais macios e contêm mais água do que os tecidos dentários saudáveis, a sua remoção por comprimentos de onda de Erbium (2490nm e 2780nm) foi mais fácil, mais conservadora e com uma transferência de calor mínima em comparação com os tecidos saudáveis subjacentes [71].

Matos et al. em 2012, relataram que os lasers Er: YAG e Er, Cr: YSGG, devido à sua alta afinidade com a água, removem seletivamente o tecido dentário desmineralizado sem estender a preparação para estruturas saudáveis [56].

Riccardo Poli et al, em 2017, relataram que o laser de Erbium utilizado no tratamento de lesões cariosas permite a remoção eficiente e rápida do tecido cariado, preservando o tecido saudável [71].

No entanto, alguns autores, como Eberhard et al. em 2008 e Tao et al. em 2009, referiram que é frequentemente difícil para o médico determinar o ponto final da ablação de tecido desmineralizado por lasers de érbio.

Para tal, verificou-se que a associação de equipamento de diagnóstico por fluorescência a laser é necessária, em certos casos, para remover seletivamente a dentina infetada [56,82].

Trata-se de um laser de díodo que emite um comprimento de onda de 655 nm (luz vermelha). O princípio desta aplicação baseia-se no facto de a fluorescência do tecido saudável diferir da do tecido cariado devido a variações na sua composição química, como a presença de proteínas, bactérias e outros conteúdos [56].

Assim, quando o tecido infetado for removido, o laser Er: YAG será desativado se forem detectadas alterações na fluorescência, indicando que todo o tecido deteriorado foi removido.

No entanto, é importante salientar que esta técnica também tem as suas limitações, uma vez que podem ocorrer falsos positivos, devido à presença de pigmentos na dentina afetada ou terciária, que podem distorcer o sinal recebido. Por esse motivo, a combinação de instrumentos manuais é sempre necessária para garantir a remoção clínica segura e seletiva de lesões cariosas [56].

2.4. Efeito bactericida

Para além da seletividade da ablação, os lasers de érbio têm um efeito bactericida. De facto, a transformação da energia da radiação incidente em calor leva à vaporização da água no interior das bactérias e, por conseguinte, à sua destruição [71].

Autores como Hibst et al. em 1996, relataram que as bactérias abaixo da superfície irradiadas com o laser Er: YAG (2940 nm), são mortas durante a preparação da cavidade a uma profundidade de 300 a 400 μ.

Além disso, foi referido na literatura que a preparação da cavidade com um laser Er, Cr : YSGG com potências de saída de 0,75 e 1W e uma taxa de repetição de 20 Hz resultou num potencial desinfetante estatisticamente semelhante ao de uma solução desinfetante à base de gluconato de clorexidina (2%) nas paredes da cavidade [82].

Baraba et al. em 2018, realizaram um estudo in vitro com o objetivo de avaliar a eficácia da remoção de bactérias cariogénicas da dentina infetada com dois lasers Er: YAG :

- Laser *Er:YAG controlado por retorno de fluorescência (FFC)* (Uma combinação de um dispositivo de diagnóstico e um laser Er:YAG).

- Er: YAG baseado na tecnologia de *pulso* quadrado *variável (VSP),* que funciona com diferentes durações de pulso: SSP super curto, MSP médio curto e SP de pulso curto [11].

Os autores estudaram também o aumento da temperatura pulpar durante a remoção de tecido cariado com estes dois lasers.

O resultado deste estudo foi favorável a uma eliminação completa das bactérias cariogénicas (Gram-positivas e Gram-negativas) em todos os grupos experimentais, sem provocar temperaturas excessivas que pudessem prejudicar a vitalidade da polpa.

No entanto, foi relatado que as temperaturas medidas nos grupos de dentes irradiados com a tecnologia VSP durante a remoção de cáries foram significativamente mais elevadas do que as do grupo FFC [11].

2.5. Velocidade de ablação e duração do tratamento

A principal desvantagem dos lasers de érbio é o tempo mais longo necessário para o tratamento de cáries e a preparação da cavidade, em comparação com o tratamento convencional utilizando uma broca.

Autores como Keller et al. em 1997 e Celiberti et al. em 2006 mostraram que o laser de érbio demora quase 2,5 vezes mais tempo do que uma fresa de turbina para preparar cavidades de tamanho semelhante.

Sarmadi et al, em 2018, concluíram, com base num ensaio clínico aleatório que envolveu 25 pacientes (com idades compreendidas entre os 15 e os 40 anos), com pelo menos duas lesões cariosas, uma das quais foi escavada com uma fresa de turbina e a outra com o laser de Er:YAG, que o tempo médio de remoção de tecido cariado com o laser de Er:YAG foi 3 vezes mais longo (13 minutos) do que com a fresa de turbina (4 minutos) [80].

Uma meta-análise foi realizada por Li et al. em 2019, avaliando sistematicamente as aplicações de lasers Er: YAG para remoção de cáries dentárias e preparação de cavidades em crianças [49].

Os resultados deste estudo mostraram que o tempo requerido pelo laser Er:YAG para eliminar cáries e preparar cavidades foi maior do que o do método mecânico convencional.

No entanto, os autores salientaram que era difícil determinar com exatidão o tempo adicional necessário para o laser Er:YAG em comparação com a peça de mão convencional, uma vez que depende do tamanho das cavidades e da experiência do profissional [49].

Tao et al. em 2017 relataram que vários factores podem afetar a velocidade de ablação do tecido dentário por lasers de Erbium, tais como a idade do paciente (os dentes decíduos foram tratados mais rapidamente do que os dentes permanentes), o local da cárie (a cárie oclusal é removida mais rapidamente do que a cárie proximal), o estágio da cárie e os diferentes parâmetros de energia utilizados [85]. Para além destes factores, a velocidade de ablação foi também afetada pelo ângulo de incidência do feixe de laser em relação ao dente.

Além disso, autores como Laria et al., em 2011, recomendaram a colocação da ponta de aplicação do laser paralelamente ao eixo dos prismas de esmalte, de modo a obter um melhor acesso à zona interprismática (a estrutura com o teor de água mais elevado), o que aumenta significativamente a velocidade de ablação [48].

Além disso, a utilização de instrumentos manuais (curetas afiadas) em associação com a irradiação laser pode reduzir o tratamento laser para um tempo aceitável [48].

3. Laser de érbio e restaurações coronais

3.1. Preparação de superfícies para colagem

De acordo com a revisão da literatura, os dados relativos à força de ligação dos materiais de ligação aos tecidos dentários irradiados com o laser de Erbium são bastante controversos [55,82].

De facto, enquanto alguns autores, como Basaran et al. em 2011; Roheet e Khatavkor em 2012; Chen et al. em 2015, descreveram a utilização de lasers de érbio a baixas fluências como uma alternativa aos procedimentos convencionais para o condicionamento de superfícies dentárias, outros autores, como Takada et al. em 2015, mostraram que a irradiação laser por si só é insuficiente para a preparação de superfícies de ligação e deve ser combinada com um tratamento com ácido fosfórico a 40%.

Estudos realizados por De Moor et al em 2010 e Moretto et al em

2011, demonstraram que a microestrutura da superfície dentária irradiada com laser de érbio, com o seu aspeto irregular, ausência de Smear Layer e túbulos dentinários abertos, optimiza as propriedades adesivas da dentina e melhora a qualidade de adesão dos materiais de restauração em comparação com os métodos de preparação convencionais.

Um estudo in vitro realizado por Roheet e Khatavkor em 2012, com o objetivo de comparar os efeitos do condicionamento ácido convencional com os do laser Er:YAG (em modo sem contacto) nas alterações da superfície do esmalte, revelou que este último, utilizado com parâmetros adequados (75 mJ, 15 Hz), pode resultar numa superfície micro-retentiva semelhante à condicionada com ácido ortofosfórico a 37% [38] (Figura 7).

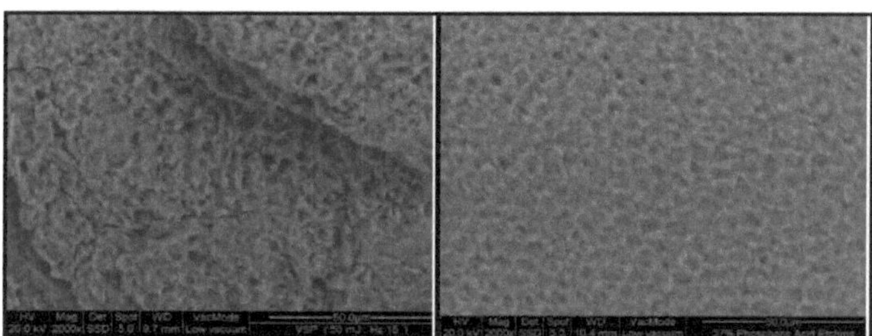

Figura 7: Imagem de ampliação (2000x) do esmalte gravado com o laser Er: YAG (esquerda) a 75 mJ /15 Hz e ácido ortofosfórico a 37% (direita)[40].

Os autores concluíram, assim, que o laser de érbio pode ser utilizado como alternativa aos procedimentos tradicionais de gravura devido a certas vantagens: [40]

- Produz uma superfície micro-rugosa, sem detritos e sem camada de manchas.

- Tem propriedades antibacterianas.
- Evita o sabor do ácido ortofosfórico, que pode não ser bem aceite pelos doentes.

Chen et al. em 2015 também compararam, in vitro, a eficácia do pré-tratamento com laser Er:YAG de baixa fluência (150mJ; 1,5 W; 10Hz) da dentina irradiada com a do ácido fosfórico a 37% aplicado durante 15s [20].

Observaram que ambos os métodos de pré-tratamento resultaram numa melhoria da força de ligação entre o adesivo autocondicionante e a dentina irradiada.

No entanto, os autores referem que a irradiação com laser Er:YAG a baixa fluência oferece várias vantagens em relação ao condicionamento ácido:

- A operação é mais prática e menos sensível do ponto de vista técnico do que o pré-tratamento ácido, que implica fases de aplicação e de lavagem que duram pelo menos 30 segundos.

- A irradiação de baixa influência esteriliza o tecido dentário e reduz o risco de cáries secundárias.
- O laser Er: YAG tem propriedades dessensibilizantes que podem ser mantidas mesmo 6 meses após a irradiação inicial.

Os autores concluíram que o condicionamento do laser de érbio com parâmetros adequados pode ser eficaz para a colagem de resina composta [20].

Uma revisão sistemática da literatura foi realizada por Silva et al. em 2019, cujo objetivo foi determinar o sistema adesivo e os parâmetros do laser mais adequados para a adesão da resina composta à dentina preparada com laser de Er, Cr: YSGG [81].

O estudo envolveu três sistemas adesivos autocondicionantes diferentes: Adper™ Single Bond, Single Bond™ e Clearfil ™ SE.

Os dados desta revisão mostraram que o sistema adesivo autocondicionante (Clearfil ™ SE) apresentou os melhores resultados de adesão à dentina irradiada com laser de Er, Cr : YSGG após pré-tratamento com ácido fosfórico a 40%.

No que respeita aos parâmetros do laser, uma definição do sistema Er, Cr: YSGG a 2W, 75% de água, 60% de ar, 140μs e 20 Hz mostrou o melhor resultado de adesão [81].

Assim, apesar dos argumentos a favor da utilização dos lasers de érbio para preparar superfícies de adesão em esmalte e dentina, ainda são necessários estudos clínicos para observar o comportamento clínico das restaurações adesivas efectuadas com estes lasers.

3.2. Remoção de restaurações defeituosas

A radiação de érbio pode interferir facilmente com as resinas compostas e os cimentos de ionómero de vidro [82].

Dado o seu teor de água, observou-se que estes materiais absorvem os comprimentos de onda do érbio a um nível elevado. (Keller e Hibst em 1991)

Yassaei et al. em 2015 demonstraram que o laser Er: YAG gera menos calor ao remover materiais adesivos do que as fresas de turbina [89].

Amasyali et al. em 2019, realizaram um estudo in vitro com o objetivo de comparar o efeito de três métodos de remoção de adesivo na rugosidade da superfície do esmalte e na temperatura da polpa dentária [4].

Os três métodos utilizados foram: brocas de óxido de alumínio, o laser Er:YAG (250 mJ e 4 Hz) e uma broca de carboneto de tungsténio.

Os resultados deste estudo mostraram que as brocas de óxido de alumínio produziram a superfície de esmalte mais lisa, enquanto o laser Er:YAG produziu a superfície mais rugosa.

Em termos de aumento da temperatura da pasta, ambos os tipos de rebarbas (carboneto de tungsténio e óxido de alumínio) geraram mais calor do que o laser Er:YAG durante a remoção do adesivo.

Por outro lado, a revisão da literatura mostrou que, após a sua interação com o feixe laser, a resina composta explode, solidifica e forma agregados à volta da ponta da fibra laser, limitando assim a sua integridade.

Assim, as pontas alteradas por fragmentos de resina devem ser rapidamente limpas e polidas utilizando discos rotativos montados em peças de mão de baixa velocidade [71].

No que respeita à amálgama, Riccardo Poli et al. em 2017 sugeriram que este material à base de prata poderia absorver a energia do laser de Erbium e aumentar a sua temperatura, causando assim danos térmicos nos dentes e nos tecidos periodontais [71].

Além disso, a fusão da amálgama e a libertação de vapor de mercúrio podem ocorrer durante a irradiação laser.

Por exemplo, foi referido que os lasers de érbio não são recomendados para a remoção de restaurações de amálgama ou de ligas metálicas defeituosas [71, 82].

► Caso clínico que ilustra a evicção de cáries e a preparação da superfície para a colagem com laser Er: YAG :

Caso clínico tratado pelo Dr. Antonis Kallis e publicado em 2014 na revista Laser and Health Academy. [38]

❖ **Apresentação do caso**

Uma mulher de 35 anos, com bom estado de saúde geral, consultou-nos devido a uma sensibilidade dentária provocada pelo frio.

❖ **Investigação e diagnóstico**

O exame clínico revelou 4 restaurações de resina composta defeituosas e dois dentes cariados.

O dente mais sensível clinicamente era o 46, que tinha uma obturação coronal antiga de resina composta (Figura 8).

O diagnóstico foi uma recidiva de cárie no 46°.

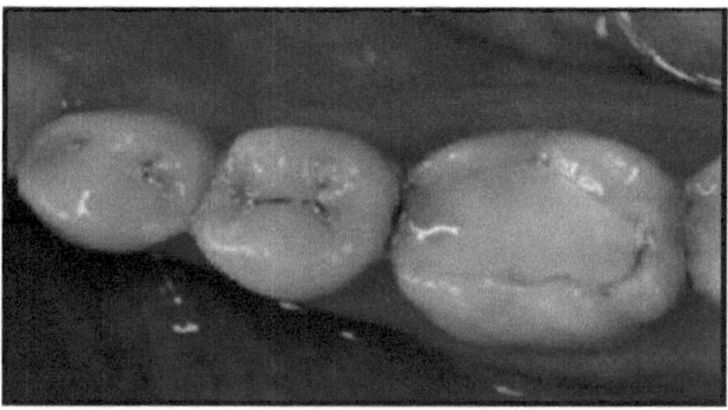

Figura 8: Situação clínica pré-operatória do doente 46 com uma restauração de resina composta defeituosa. [38]

Decisão terapêutica :

Remoção da antiga restauração de resina composta, curetagem da lesão cariosa residual e preparação das superfícies de ligação utilizando o laser Er:YAG (Light Walker ATS, Fotona).

Protocolo de funcionamento :

> *Remoção do restauro antigo: (Figura 9)*

O laser Er: YAG (2940 nm) foi regulado para os seguintes parâmetros: 1000mJ/

2 Hz no modo MAX.

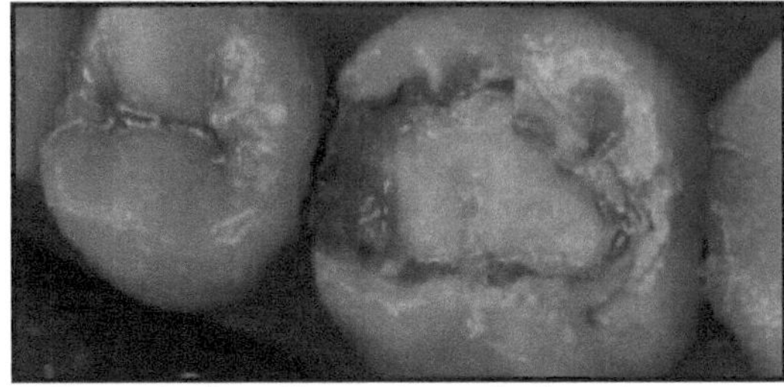

Figura 9: Remoção da antiga restauração de resina composta. [38]

> *Curetagem da lesão cariosa residual: (Figura 10)*

Os parâmetros utilizados: 200 mJ/ 10 Hz em modo QSP (Quantum Score Pulse).

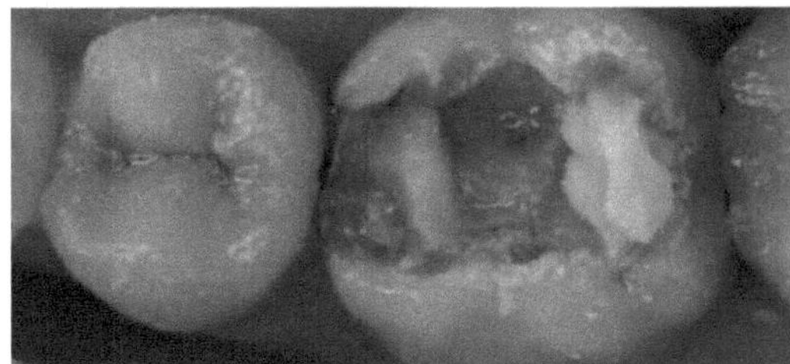

Figura 10: Ablação de tecido cariado com o laser Er:YAG. [38]

A cavidade de cárie era muito profunda, com hemorragia na zona interdentária, o que obrigou à utilização de um laser Nd:YAG (1064 nm, 5W, 30Hz, 100 µs) para assegurar a hemostase (Figura 11).

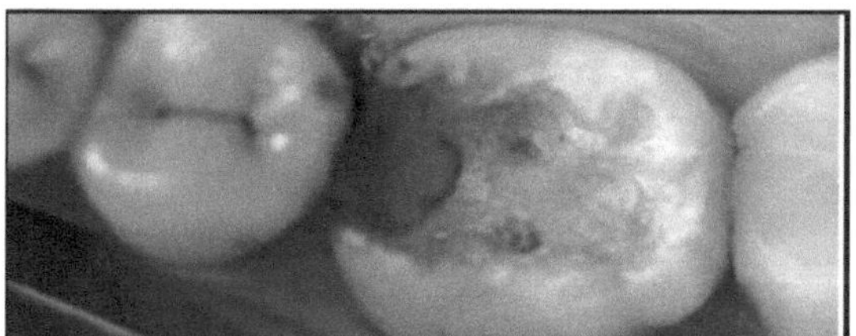

Figura 11: Hemostase utilizando o laser Nd: YAG. [38]

> *Preparação das superfícies dentárias para colagem :*

Irradiação com laser Er:YAG do conjunto dentina e esmalte com os seguintes parâmetros: 120 mJ, 10 Hz no modo QSP e sem o uso de condicionamento ácido (Figura 12).

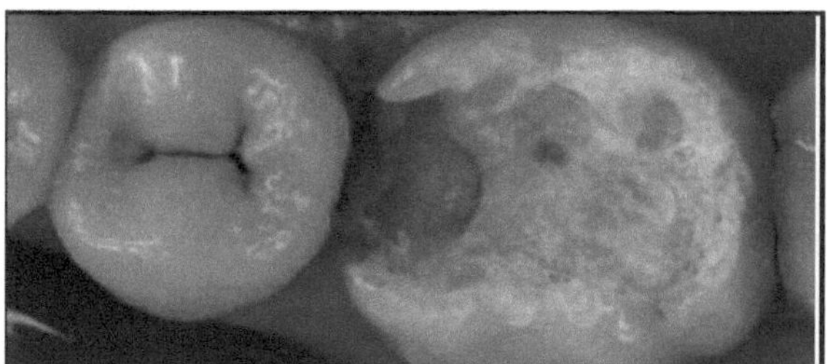

Figura 12: Gravação a laser Er: YAG. [38]

> *Colagem de resina composta e restauração de 46 (Figura 13).* 45 foi preparado usando o mesmo procedimento [38].

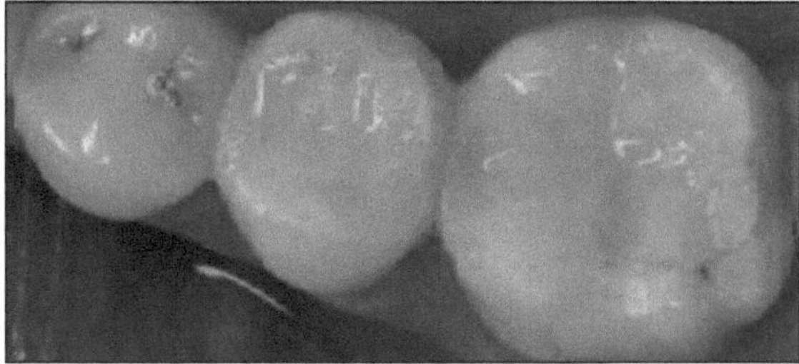

Figura 13: Vista pós-operatória após restauração com resina composta [38].

4. Dessensibilização dentária com lasers de Erbium

Atualmente, o tratamento da hipersensibilidade dentária é considerado um verdadeiro desafio para os profissionais, uma vez que nenhum tratamento dessensibilizante experimentado nos últimos anos se revelou muito eficaz em termos de efeito terapêutico e duração de ação. (Aranha et al.2011)

Uma das formas mais recentes de tratamento é a dessensibilização dentária utilizando o tratamento assistido por LASER [17].

De facto, vários autores, como Yilmaz et al. em 2011, Aranha et al. em 2012 e Yu et al. em 2013, demonstraram que a irradiação laser a baixas densidades de energia pode causar tanto a evaporação dos fluidos dentinários como a obliteração dos túbulos por fusão dentinária, minimizando assim a hipersensibilidade dentária.

Um ensaio clínico aleatório, controlado e duplamente cego realizado por Aranha et al. em 2012, com o objetivo de avaliar a eficácia dos lasers Er: YAG (2940 nm) e Er, Cr: YSGG (2780 nm) no tratamento da hipersensibilidade dentária, mostrou que ambos os lasers, utilizados em configurações sub-ablativas, foram capazes de reduzir significativamente os níveis de dor nos pacientes imediatamente após a irradiação e durante um período de 4 semanas [6].

Do mesmo modo, Yilmaz e Bayindir, em 2014, realizaram um ensaio clínico controlado e aleatório com o objetivo de avaliar e comparar os efeitos de dessensibilização e oclusão do laser Er, Cr: YSGG nos túbulos dentinários com diferentes definições de potência [90].

O estudo envolveu 20 pacientes (60 dentes).

Para cada paciente, os dentes foram divididos aleatoriamente em 3 grupos:

- Grupo 1 e 2: tratados com o laser Er, Cr: YSGG a 0,25W e 0,5W, respetivamente.

- Grupo 3 (controlo): o mesmo laser foi aplicado sem emissão de laser (efeito placebo).

A hipersensibilidade da dentina foi avaliada em todos os grupos utilizando uma escala visual analógica (EVA).

Os resultados clínicos deste estudo foram favoráveis a uma redução significativa e imediata da sensibilidade dentinária por irradiação com o laser Er, Cr : YSGG com as duas potências de saída utilizadas. No entanto, a irradiação laser a 0,5W mostrou melhores resultados de dessensibilização dentária imediatamente após o tratamento: as pontuações VAS do grupo 2 (0,5W) foram significativamente mais baixas do que as do grupo 1 (0,25W). A observação no MEV confirmou este resultado clínico, uma vez que os diâmetros dos túbulos dentinários dos dentes irradiados com a potência de 0,5W eram mais pequenos do que os irradiados com 0,25W (Figuras 14 e 15).

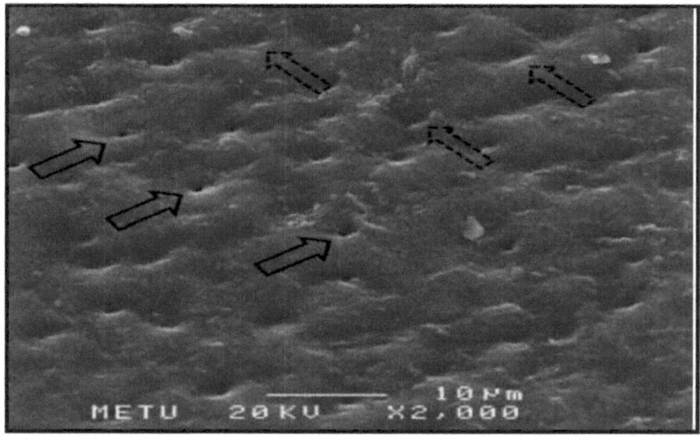

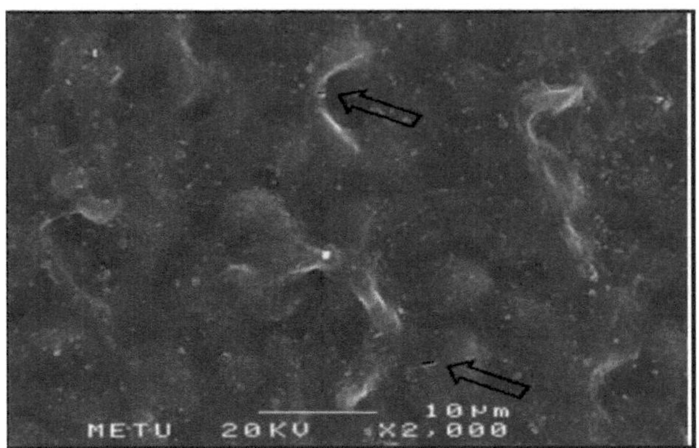

Figura 15: Observação SEM da dentina irradiada com o laser Er, Cr : YSGG a 0,5W mostrando uma redução significativa nos diâmetros dos túbulos dentinários. [90]

Ozlem et al. em 2018 realizaram um estudo clínico para comparar a eficácia de um agente dessensibilizante contendo glutaraldeído (GCA), um laser Nd:YAG, um laser Er,Cr:YSGG e a sua combinação (agente dessensibilizante-laser) na redução da hipersensibilidade da dentina durante um período de 6 meses [67]. O estudo envolveu 17 pacientes adultos com 100 dentes com hipersensibilidade da dentina; os pacientes foram divididos aleatoriamente em 5 grupos de acordo com o protocolo de tratamento:

- Grupo 1: Aplicação de GCA em dentes sensíveis.
- [2]Grupo 2: Irradiação de dentes sensíveis com o laser Nd: YAG

(1W/cm , 10Hz).

- Grupo 3: Aplicação de GCA em dentes sensíveis seguida de irradiação com laser Nd:YAG.
- [2]Grupo 4: Irradiação laser Er, Cr: YSGG (0,25W/cm , 20Hz).
- Grupo 5: Aplicação de GCA em dentes sensíveis seguida de irradiação com laser Er, Cr: YSGG.

As medições de sensibilidade foram efectuadas com a sonda "Yeaple" (sonda eletrónica sensível à pressão) nas superfícies vestibulares dos dentes após 30 minutos, 1 semana, 3 meses e 6 meses de tratamento.

No final deste estudo, os autores relataram que foi observada uma redução significativa na sensibilidade da dentina em todos os grupos de dentes. No entanto, o laser Er, Cr: YSGG com ou sem aplicação do agente dessensibilizante foi o mais eficaz no tratamento da hipersensibilidade dentinária [67].

Assim, a revisão da literatura mostrou que a irradiação com laser de érbio pode ser um tratamento promissor para a sensibilidade da dentina. No entanto, são necessários mais estudos para avaliar os efeitos a longo prazo desta técnica e os parâmetros ideais do laser para uma melhor oclusão dos túbulos dentinários.

Contribuição dos lasers de érbio (Er: YAG e Er, Cr: YSGG) na endodontia

1. Encerramento direto da pasta

2A irradiação laser de uma polpa exposta foi descrita pela primeira vez por Moritz et al. em 1998, utilizando um laser de dióxido de carbono (CO) para estimular a formação de pontes de dentina.

Desde então, vários sistemas de laser, incluindo os lasers de Érbio (Er; YAG e Er, Cr: YSGG), têm sido sugeridos para o capeamento direto da polpa devido aos muitos efeitos que proporcionam [45].

► Efeito hemostático e coagulante

Em comparação com as técnicas tradicionais de hemostase (algodão embebido em agente hemostático), os lasers podem parar rápida e eficazmente a hemorragia da polpa selando os vasos sanguíneos [45]. No entanto, o laser de díodo (980 nm), que tem uma profundidade de penetração relativamente elevada nos tecidos biológicos, foi mais eficaz em termos de hemostase do que os lasers de érbio (Olivi et al., 2007).

► Efeito de descontaminação

A irradiação com laser de érbio, no seu modo sem contacto, preserva a assepsia do tecido pulpar exposto [45].

► Efeito de bioestimulação :

A utilização de um laser de baixa energia pode estimular a proliferação, migração e citodiferenciação das células odontoblásticas, promovendo assim a formação de dentina reparadora na cavidade pulpar. (Eduardo et al em 2008)

Uma meta-análise foi realizada em 2016 por Deng et al. com o objetivo de avaliar os efeitos do LASER no resultado do capeamento pulpar direto [25].

Dos 510 estudos identificados, foram incluídos cinco, envolvendo 4 sistemas laser diferentes. Os resultados destes estudos são apresentados em pormenor no quadro seguinte: (Quadro n.º IV)

Quadro IV: Resultados do estudo efectuado por Deng et al. em 2016. [25]

O estudo	Tipo de laser	Materiais de revestimento da pasta de papel	Tempo de seguimento	Taxa de sucesso no grupo do laser	Taxa de sucesso no grupo de controlo
Moritz et al, 1998 (24,78)	Dióxido Carbono	$Ca(OH)_2$	2 anos	93%	68%
Moritz et al, 1998 (11,24)	Dióxido de carbono	$Ca(OH)_2$	1 ano	89%	68%
Olivi et al, 2007 (24,52)	Er,Cr :YSGG Er : YAG	$Ca(OH)_2$	4 anos	77%	75%
Yazdanfar et al, 2015 (2,24)	Díodo	Cimento de ionómero de vidro modificado por resina	1 ano	100%	60%
Cengiz e Yilmaz, 2016 (24,61)	Er, Cr : YSGG	$Ca(OH)_2$ Revestimento fotopolimerizável à base de silicato de cálcio modificado por resina.	6 meses	100%	70%

No final desta meta-análise, os autores concluíram que o LASER melhora significativamente o prognóstico do capeamento pulpar direto em comparação com os métodos convencionais. De facto, a taxa de sucesso dos grupos de laser em todos os estudos combinados foi superior (89,9%) à dos grupos de controlo (67,2%), com uma diferença estatisticamente significativa (P<0,0001).

2Cengiz et al, em 2016, realizaram um ensaio clínico aleatório com o objetivo de avaliar a eficácia do laser Er, Cr: YSGG combinado com hidróxido de cálcio Ca(OH) ou um material à base de silicato tricálcico modificado por resina (TheraCal LC®) no capeamento direto da polpa, durante um período de acompanhamento de 6 meses [19].

O estudo envolveu 60 dentes permanentes de 60 pacientes com idades compreendidas entre os 18 e os 40 anos, com polpa exposta e sem sintomas clínicos ou danos radiológicos. Os dentes foram agrupados aleatoriamente em 4 grupos que receberam diferentes tratamentos pulpares:

2Grupo 1: A área pulpar exposta foi selada com pasta de Ca(OH).

Grupo 2: A área exposta foi selada com hidróxido de cálcio após irradiação com um laser Erbium Er, Cr: YSGG a uma potência de 0,5W sem pulverização de água.

Grupo 3: O TheraCal LC foi aplicado diretamente na ferida pulpar.

Grupo 4: O TheraCal LC foi aplicado após irradiação com o laser Er, Cr : YSGG.

2Os resultados deste estudo mostraram que as taxas de sucesso para os grupos Ca(OH) e TheraCal foram de 73,3% e 66,6%, respetivamente, enquanto que para os dois grupos Laser a taxa de sucesso foi de 100%. Assim, os autores concluíram que a irradiação com laser Er, Cr : YSGG a 0,5W e em combinação com agentes de capeamento pulpar pode ser recomendada para a terapia pulpar direta [19].

De acordo com Komabayashi et al. em 2016, o protocolo para o capeamento pulpar direto com lasers (CO_2, Nd: YAG, Er: YAG, Er, Cr: YSGG e laser de díodo) inclui os seguintes passos: [45] (Figura 16)

- Anestesia (exceto dor).
- Colocação do campo operatório (barragem).
- Faça uma curetagem completa da dentina cariada que rodeia a fratura da polpa utilizando instrumentos rotativos, tendo o cuidado de não danificar ainda mais a polpa exposta.

  Os lasers de érbio são também recomendados para remover tecido cariado e preparar cavidades, uma vez que evitam danos térmicos no tecido pulpar.
- Hemostase e descontaminação da ferida pulpar: A vantagem de utilizar o laser nesta fase reside no seu modo sem contacto, que garante que a polpa exposta permanece asséptica.
- Colocação de um material de cobertura depois de obtida a hemostase.
- Restauração coronária apertada.

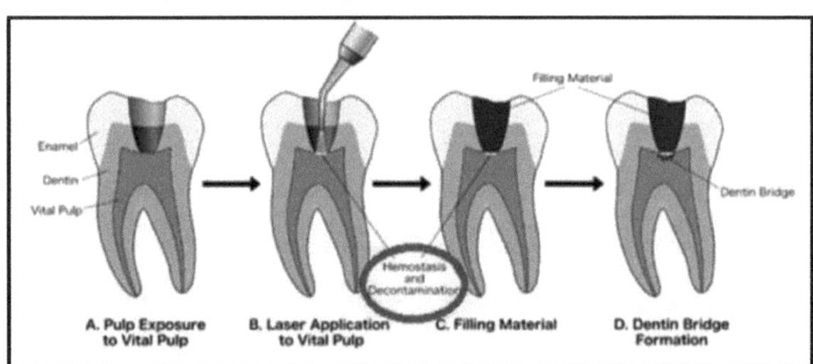

Figura 16: Protocolo de capeamento direto da polpa a laser. [45]

► *Caso clínico que ilustra o penteado com pasta de laser Er:*
YAG :

Caso clínico tratado pelo Dr. Pawel Roszkiewicz e publicado em
2017 no Journal "Laser". [76]

Apresentação do caso

Um paciente de 35 anos de idade apresentou-se à clínica com uma cavidade cariosa profunda no local 2 (Ocluso-Mesial) no dia 16. Devido à complexidade da cavidade e de modo a evitar a exposição pulpar, o fundo da cavidade foi parcialmente limpo e depois coberto com dois tipos de hidróxido de cálcio não endurecedor (UltraCal™ XS) e auto-endurecedor (Ultra-Blend®). A cavidade foi, então, preenchida com um material de obturação provisório.

O doente não referiu dor e a sensibilidade aos estímulos foi semelhante à registada noutros molares superiores.

Explorações e diagnóstico

Para avaliar a extensão dos danos pulpares no dente e a sua adequação ao tratamento biológico, foi efectuada uma radiografia retro-alveolar do dente 16. (Figura 17)

A radiografia sugeria (seta vermelha) a presença de calcificações na câmara pulpar.

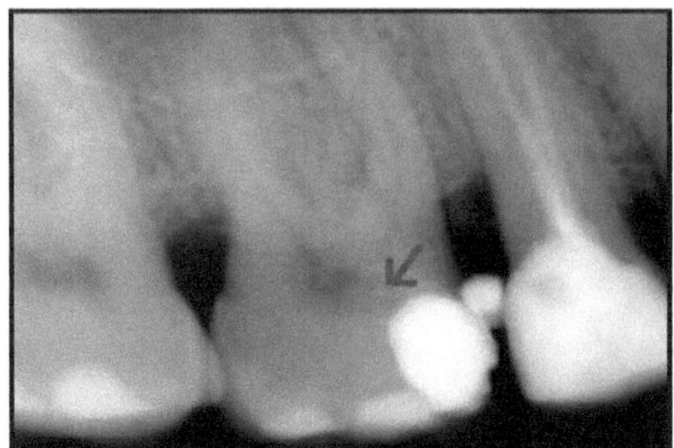

Figura 17: Radiografia pré-operatória de 16 [76].

❖ **Decisão terapêutica**

■ Reconstrução da parede mesial com resina composta.

■ Utilização do laser Er:YAG (Light Walker, Fotona) para hemostase e desinfeção da cavidade.

■ Capeamento direto da polpa de 16 com Biodentine™ seguido de restauração em resina composta.

❖ **Sequência de funcionamento**

■ Anestesia local.

■ Remoção de parte do penso temporário de ultra-sons para criar o espaço necessário para reconstituir a parede mesial e colocar o campo operatório (barragem).

■ A limpeza foi continuada com o laser Er: YAG (Light Walker, Fotona), utilizando a peça de mão contra-ângulo de contacto H14 com uma fibra ótica cilíndrica de 1,3 mm de diâmetro, colocada a cerca de 1 mm da superfície do dente.

■ Os parâmetros do laser utilizados durante a preparação da cavidade são apresentados na Tabela 9.

■ Reconstrução da parede mesial do 16 com resina composta.

- Instalação do dique.

- Remoção de todo o curativo provisório com ultrassom: revelou-se uma exposição pulpar de 1 a 1,5 mm de diâmetro, com uma delicada efusão de um líquido incolor e inodoro que cessou após 2 a 3 minutos, confirmando a teoria da hiperemia pulpar em resposta à aplicação do hidróxido de cálcio (Figura 18).

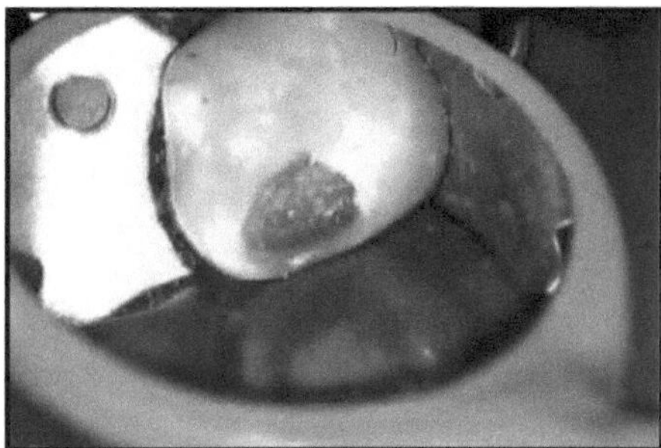

Figura 18: Exposição pulpar após a remoção do pavimento da cavidade [76].

- De modo a minimizar os danos térmicos no tecido pulpar, a parte mais profunda da cavidade foi preparada utilizando o laser Er:YAG com parâmetros reduzidos em comparação com a preparação inicial (Tabela V).

- Após a limpeza da superfície da dentina, a superfície interna da obturação foi alisada com uma broca de diamante de turbina.

- Remoção de um fragmento de hidróxido de cálcio previamente pressionado na câmara pulpar com um instrumento endodôntico manual (Figura 19).

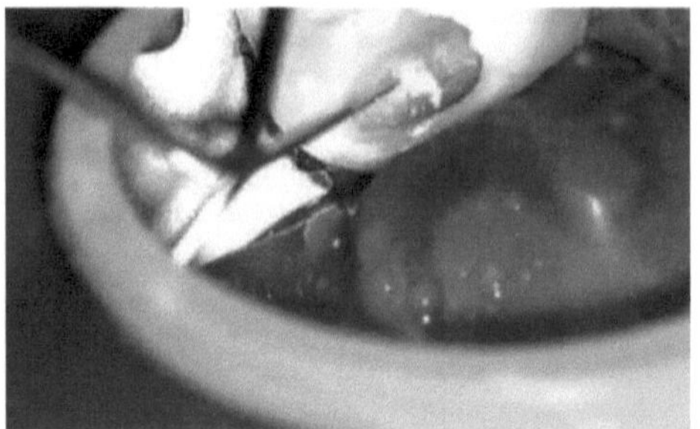

Figura 19: Remoção do fragmento de hidróxido de cálcio. [76]

Hemostasia e desinfeção: aplicação do laser Er: YAG (100mJ, 4Hz) na exposição pulpar, afastando a ponta 5mm da mesma para reduzir a intensidade da radiação (Figura 20).

Os parâmetros utilizados são apresentados no quadro V.

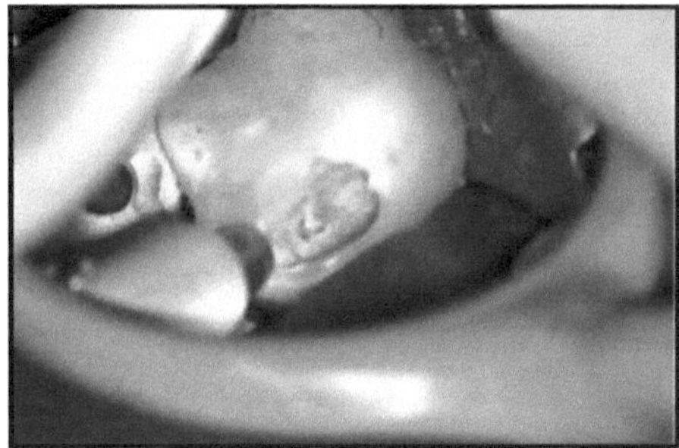

Figura 20: Hemostase e desinfeção da ferida pulpar utilizando o laser Er:YAG. [76]

Colocação de Biodentine™ para cobrir a exposição pulpar. (Figura 21)

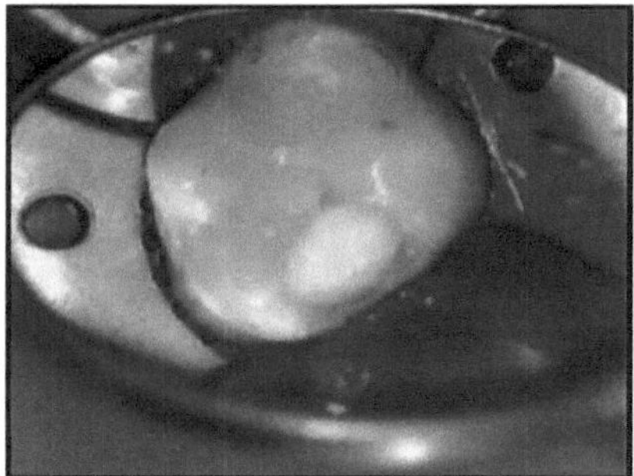

^{TM}Figura 21: Capeamento da pasta com Biodentine . [76]

^{TM}Após a secagem do Biodentine, o dente é restaurado com a resina composta utilizada anteriormente para criar a parede mesial da cavidade (Figura 22).

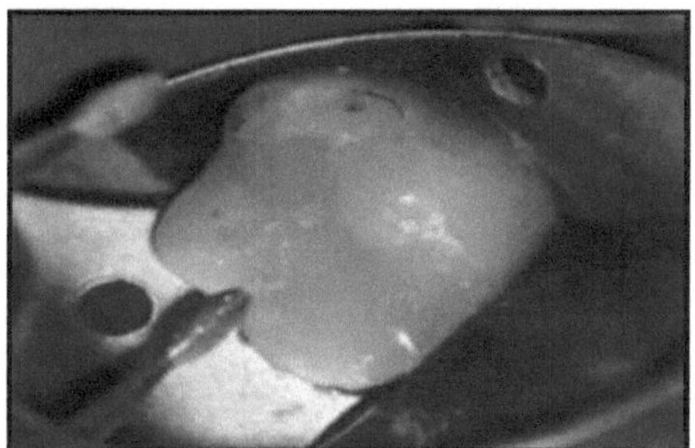

Figura 22: Restauração coronal com resina composta. [76]

É tirada uma radiografia de controlo pós-operatório (Figura 23).

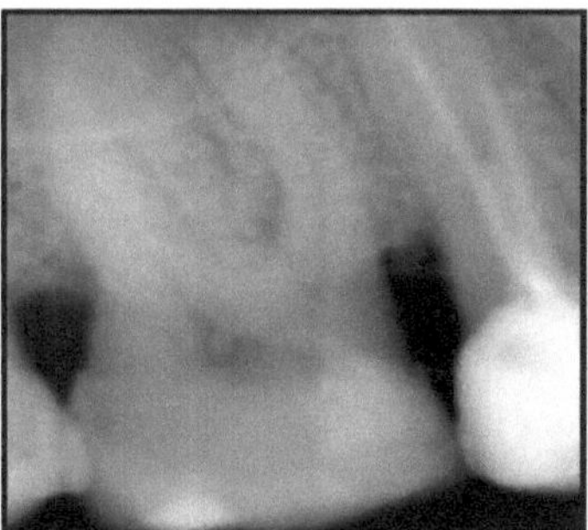

Figura 23: Radiografia de acompanhamento pós-operatório. [76]

Tabela V: Parâmetros do laser Er: YAG utilizados durante o tratamento.
[76]

Préparation de la cavité	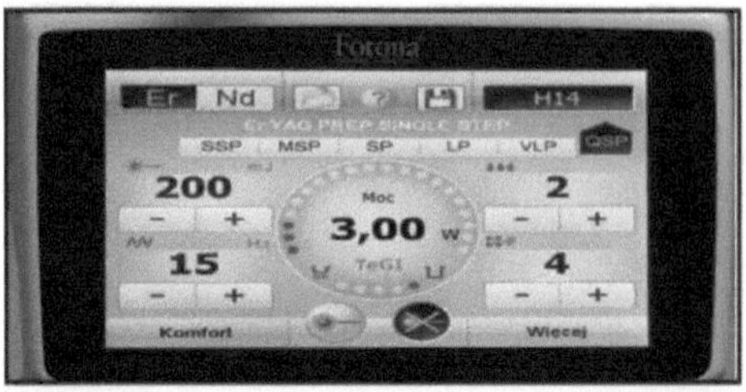
Préparation de la partie la plus profonde de la cavité	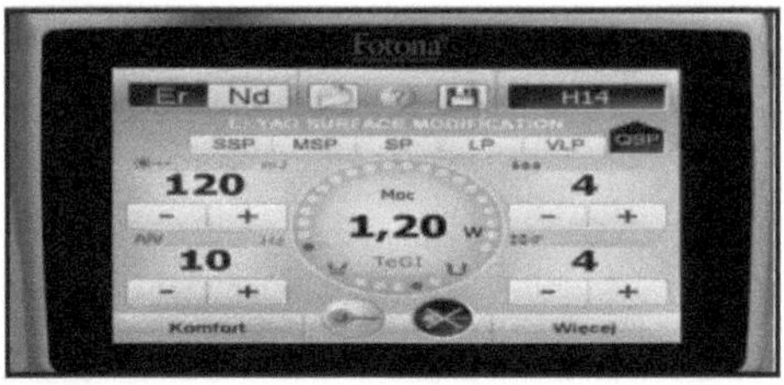
Hémostase et désinfection de la plaie pulpaire	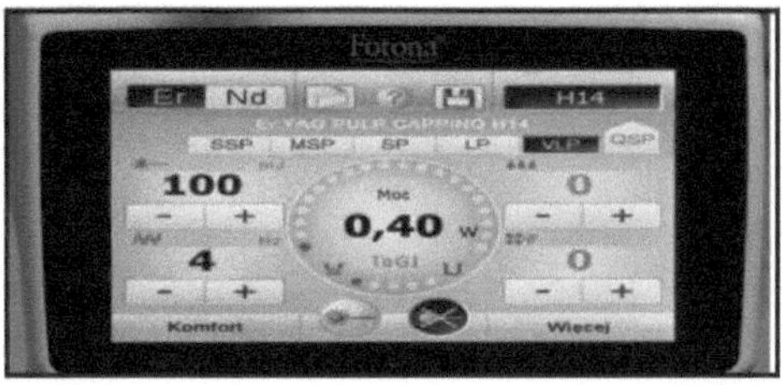

2. Preparação das cavidades de acesso

Para além da utilização convencional de instrumentos rotativos, o acesso à câmara pulpar pode ser conseguido utilizando lasers Er:YAG (2940nm) e Er,Cr:YSGG (2780nm).

A revisão da literatura mostrou que os lasers de érbio precisam de ser ajustados aos parâmetros correctos para que esta fase do tratamento endodôntico seja bem sucedida.

Divito et al, em 2012, recomendaram a utilização de uma fibra ótica curta (4 a 6 mm) com diâmetros de 600 a 800 micrómetros, feita de quartzo, para permitir a utilização de energias e potências elevadas [30]. Olivi et al, em 2016, demonstraram que a utilização de energia degressiva da dentina para a polpa à medida que as cavidades de acesso são preparadas permite uma ablação eficaz e segura dos tecidos dentários duros e moles [65].

A elevada afinidade dos lasers de érbio com o tecido cariado e com a polpa (ambos ricos em água) significa que a dentina cariada pode ser curada e os cornos pulpares progressivamente descobertos com um nível de energia mais baixo, reduzindo assim o risco de falsas rotas.

Os autores recomendam a utilização dos seguintes valores de energia em função dos tecidos envolvidos [65] (Quadro VI).

Tabela VI: Valores de energia do laser de érbio em função do tecido alvo. [65]

Tecido	Correio eletrónico	Dentina cariada	Pasta de papel	Entradas de canal
Energia	250 mJ	150 mJ a 200 mJ	150 mJ	80 mJ a 120 mJ

Num estudo anterior, Mazeki et al., em 2003, avaliaram a eficácia do laser Er:YAG na preparação dos orifícios dos canais radiculares em 36 dentes humanos extraídos (in vitro) e em 11 dentes de 11 pacientes com pulpite irreversível (in vivo) [58].

Para o estudo in vitro, foram utilizados parâmetros de 250 mJ/pulso e 8 Hz, com uma duração de irradiação de 60s para dentes monoradiculados e 120s para dentes pluriradiculados.

No entanto, no estudo clínico, a energia do laser Er:YAG foi reduzida (160 mJ/pulso; 8Hz) para melhorar a segurança da ablação.

Os resultados deste estudo mostraram :

In vitro: os orifícios dos canais radiculares de 31 de 36 dentes (86%) foram expostos com sucesso sem formação de rebordo ou perfuração.

- In vivo: os orifícios dos canais radiculares de 10 de 11 dentes (91%) foram preparados com sucesso e não foi observada a formação de rebordo ou perfuração.

Os autores concluíram que a utilização do laser de érbio para a exposição dos canais radiculares pode ser eficaz, desde que sejam respeitados os parâmetros adequados.

Por outro lado, tem sido mencionado na literatura que os lasers de Erbium permitem uma redução considerável da carga bacteriana à medida que as cavidades de acesso são preparadas, reduzindo assim o transporte de bactérias, toxinas e detritos apicalmente durante a preparação do canal radicular [26,30,65].

De acordo com Cheng et al. em 2012, durante a preparação assistida por laser de cavidades de acesso, as bactérias serão destruídas a uma profundidade de 300 a 400 microns da superfície irradiada.

Os lasers de érbio também podem ser utilizados para remover pulpolites e para encontrar as entradas dos canais calcificados [30].

Apesar das suas vantagens, existem várias limitações reconhecidas à utilização de lasers de érbio para a preparação de cavidades de acesso endodôntico, nomeadamente [65] :

- O tempo necessário para a preparação é bastante lento.

- Falta de controlo sobre a decapagem das paredes da cavidade de acesso.

- A dificuldade de eliminar todas as saliências dentárias sem correr o risco de perfuração.

2. Modelação do canal radicular

A preparação do canal utilizando instrumentos de níquel-titânio é atualmente a técnica de referência em endodontia. De facto, apesar do reconhecido efeito ablativo dos lasers de érbio (2780 nm e 2940 nm) nos tecidos duros, a sua eficácia na modelação dos canais parece atualmente limitada e não corresponde aos padrões endodônticos alcançados com os instrumentos de NiTi.

No entanto, alguns estudos relataram resultados favoráveis relativamente à eficácia dos lasers de Erbium na modelação e alargamento dos canais radiculares [43,60].

Inamoto et al, em 2009, utilizaram o SEM para observar alterações morfológicas nas superfícies radiculares irradiadas com o laser Er:YAG.

Relataram que estes últimos estavam bem limpos, sem detritos ou lama dentinária "Smear Layer" e com túbulos dentinários bem abertos. Além disso, não foi detectado qualquer resíduo pulpar após a irradiação (Figura 24).

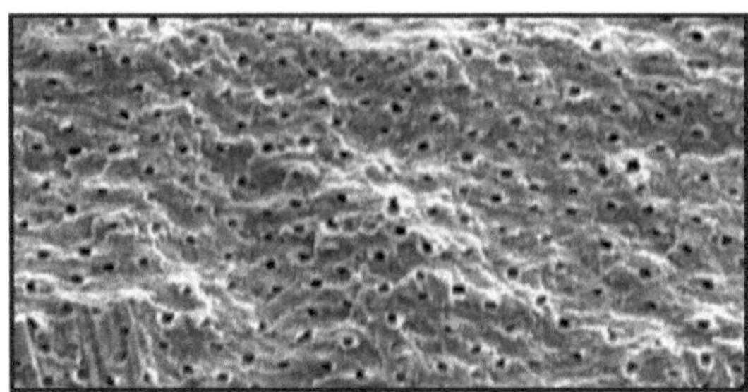

Figura 24: Observação SEM da dentina radicular irradiada com laser Er: YAG (ampliação×1000) [36].

Minas et al, em 2009, compararam o alargamento para o comprimento de trabalho correto, a quantidade de lama dentinária e a abertura dos túbulos dentinários de canais preparados convencionalmente (limas endodônticas) e outros preparados com o laser Er, Cr: YSGG (2780nm) usando a técnica Step-Back [59]. O estudo envolveu 15 dentes humanos posteriores extraídos (com múltiplos canais) sem curvatura ou com curvatura mínima (<12°).

Os canais dos dentes foram explorados para assegurar a sua permeabilidade e radiografados para determinar o comprimento de trabalho exato (WL) utilizando limas K; tamanhos ISO 10 e 15.

A TL final foi fixada a 1 mm do forame apical.

O laser utilizado neste estudo foi regulado para uma potência de saída de 2W e uma frequência de 20 Hz, com 50% de pressão de ar e 50% de pressão de água.

Os canais foram modelados com o laser Er, Cr: YSGG em modo de contacto e utilizando a técnica Step-Back na seguinte sequência:

- Alargamento da porção apical do canal com limas K (10,15 e 20), até ao diâmetro ISO 20, para permitir a inserção da ponta Z2 mais pequena de 200µm (corresponde aos diâmetros ISO 20 e 25).

- Insira a ponta de 200µm no comprimento de trabalho e active o laser.
- A ponta é mantida na zona apical durante 2s e depois retirada numa direção coronal paralela às paredes do canal a uma velocidade de 2mm/s.
- Insira a ponta Z3 de 320µm (ISO 35) na LT-3mm e manuseie da mesma forma.
- Inserção e manuseamento da mais recente ponta Z4 de 400µm (ISO 40-45) em LT-4mm.

Durante o procedimento, os canais foram constantemente humedecidos com água e não foram irrigados com qualquer solução de irrigação endodôntica.

Para o desbridamento convencional, os canais foram preparados convencionalmente com limas K, utilizando a técnica Step-Back, até ao diâmetro ISO da lima apical principal 30 com alargamento adicional até ao diâmetro ISO 40-60.

Foi utilizada uma solução de irrigação de NaOCL a 2,5% após cada passagem da lima e os canais foram lavados cuidadosamente com soro fisiológico no final da preparação.

No final deste estudo, os autores verificaram que era possível preparar canais através da técnica Step-Back, utilizando irradiação laser com pontas de fibra específicas, no entanto, o desbridamento convencional teve uma taxa de sucesso superior ao laser (80% versus 60%) [60].

®Da mesma forma, em 2010, Roper et al. compararam o método

convencional de preparação do canal radicular utilizando instrumentos rotativos NiTi (ProFile) com o método assistido pelo laser Er: YAG (2940 nm), medindo a quantidade de dentina removida nas diferentes secções dos canais radiculares [75].

Mostraram que as duas técnicas eram equivalentes em termos de limpeza e debridamento dos canais nos terços coronal e médio. No entanto, a técnica convencional foi mais eficaz na preparação do terço apical.

Os autores também referiram que o laser demorou quase o dobro do tempo a limpar os canais do que o método convencional [75].

Em 2012, Kokuzawa et al avaliaram, in vitro, a capacidade de moldar a porção apical do canal utilizando um laser Er:YAG equipado com fibras cónicas de 185 e 280 microns de diâmetro; as fibras cónicas dispersaram 80% da energia do laser lateralmente.

A irradiação foi efectuada a 0,4 W (20 Hz, 20 impulsos/s) com pulverização de água (5 ml/min), 3 vezes durante 10 segundos.

As observações SEM mostraram uma superfície de dentina limpa com orifícios tubulares abertos.

No entanto, a irradiação com a fibra de 280 microns resultou numa maior ablação da dentina radicular do que com a fibra de 185 microns.

Os autores salientaram que a eficiência de ablação do laser era inversamente proporcional ao quadrado da distância entre a fibra de laser e as paredes do canal. Sugeriram, portanto, que o grau de corte poderia ser aumentado através da utilização de uma fibra laser adaptada a cada fase do desbridamento [43].

Por outro lado, a literatura tem relatado que as superfícies dos canais radiculares preparadas com laser de érbio, embora bem limpas e livres de smear layer, muitas vezes contêm bordas, irregularidades e carbonização, com um alto risco de perfuração ou transporte apical [30].

Além disso, Olivi et al. em 2016 relataram que a modelação de canais radiculares com lasers de Erbium continua a ser um procedimento complexo que só pode ser realizado em canais largos e rectos [65].

3. Irrigação activada e ação bactericida

De acordo com Paque et al (2011), a difusão e penetração adequadas das soluções de irrigação antibacterianas na rede de canais radiculares é sempre necessária para promover o desbridamento e a desinfeção dos canais radiculares.

No entanto, a irrigação tradicional dos canais radiculares (seringa e agulhas) falha frequentemente neste aspeto, uma vez que um grande número de bactérias permanece nos canais mesmo após uma irrigação abundante (Boutsioukis et al. 2009; Zehnder et al. 2012).

Várias técnicas de ativação da solução de irrigação foram propostas na literatura para melhorar a distribuição e a eficácia das soluções de irrigação no sistema de canais radiculares. Estas incluem a ativação manual dinâmica, a ativação hidrodinâmica, a ativação ultra-sónica e a ativação sónica [65].

Uma das técnicas mais recentes para ativar o irrigante no canal radicular é a irrigação activada por laser, que combina irrigação química e irradiação por laser para otimizar a eliminação de detritos intracanais e minimizar a carga bacteriana [65].

Foram apresentadas na literatura duas técnicas de ativação da irrigação intracanal com lasers de érbio: LAI *(Laser Activated Irrigation)* e PIPS *(Photon-InducedPhotoacoustic Streaming)*.

IPM é um termo global e PIPS é uma técnica específica de IPM que utiliza o laser Er:YAG.

4.1. Ativação da irrigação por laser de érbio (LAI)

▶ Mecanismo de ação da LAI

O efeito bactericida da luz pulsada baseia-se no princípio da cavitação: os fotões excitados no sistema de canais radiculares pelo laser de érbio vão encontrar as moléculas de água na solução de irrigação (geralmente hipoclorito de sódio), fazendo com que estas moléculas implodam por sublimação, formando um plasma de água. Este plasma atinge uma temperatura de 1500°C num período de alguns microssegundos na câmara pulpar. A água contida no sistema de canais radiculares transforma-se em vapor e cria bolhas, que crescem e aumentam a pressão do líquido na câmara pulpar e depois na rede de canais radiculares.

Estas bolhas juntam-se, aumentam de volume e depois explodem, gerando uma elevada pressão nos fluidos.

O aumento da pressão, juntamente com a explosão das moléculas de água, gera uma onda de choque violenta que irá promover o rompimento das membranas bacterianas e a eliminação dos detritos dentinários das paredes do canal [14,57].

► **Protocolo de funcionamento**

Quando a modelação do canal radicular estiver concluída, o canal é preenchido com irrigante e a fibra ótica é inserida a 1 mm do comprimento de trabalho. São efectuadas quatro a cinco séries de disparos num movimento de vaivém, e a solução de irrigação é renovada de cada vez (Figura 25) [44].

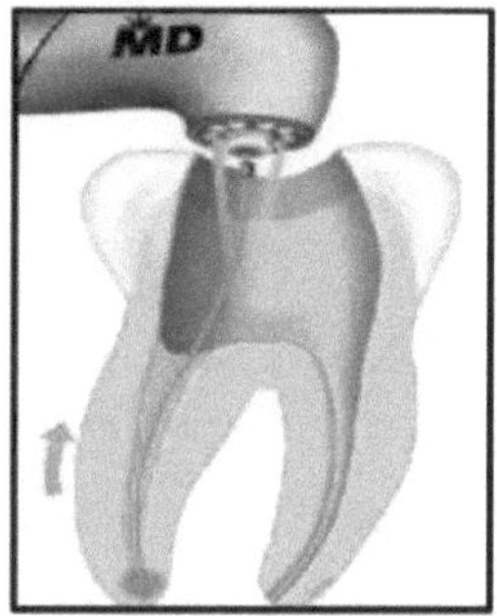

Figura 25: Representação esquemática da técnica IPM. [44]

Duas soluções de irrigação provaram a sua eficácia no procedimento LAI, dada a sua elevada absorção nos comprimentos de onda do érbio: [30,86]

- Hipoclorito de sódio (NaOCL): utilizado em várias concentrações (2,5% a 6%), tem uma ação bactericida.

Além disso, o aumento da temperatura durante a irradiação com lasers de érbio potencia o efeito bactericida do hipoclorito de sódio, na medida em que permite uma libertação mais rápida do cloro; um minuto de ativação laser do NaOCL é equivalente a 3 minutos de não ativação. (Marcedo et al. em 2010)

- Ácido Etileno Diamino Tetraacético (EDTA 17%): Tem uma ação quelante que ajuda a eliminar a lama dentinária.

Para a técnica LAI, são recomendadas lavagens sucessivas de EDTA a 17% seguidas de hipoclorito de sódio, intercaladas com aplicações de irradiação laser, durante pelo menos 10s para cada irrigante [26].

No que respeita aos parâmetros do laser utilizados durante a LIP, a revisão da literatura mostrou uma variação considerável nas energias de impulso (entre 20 e 80 mJ), frequências de impulso (de 10 a 35 Hz), duração do impulso (entre 50 e 130µs) e tempo de irradiação do laser (de 5 a 40s) [59].

Variações no diâmetro da ponta da fibra laser (de 200 µm a 600 µm), na sua forma (plana ou cónica) e na sua posição no canal também foram relatadas na literatura [30,65].

Meire et al. em 2016, relataram que os melhores resultados de remoção de detritos do canal radicular por LIP foram observados quando a fibra de laser Er: YAG foi introduzida no canal, a 2mm da TL, e utilizada com os seguintes parâmetros: uma curta duração de pulso de 5µs, uma energia de pulso de 40 mJ, uma frequência de 20 Hz, durante um longo tempo de irradiação (de 20 a 40s).

Por outro lado, os mesmos autores referiram que a forma e o diâmetro da fibra não tiveram influência estatisticamente significativa na eficácia do MIP [59].

Por outro lado, a técnica de ativação do laser requer uma preparação do canal radicular ISO 25 ou ISO 30 para inserir a fibra laser mais pequena de 200µm ao nível do canal radicular [30,44].

► **Papel do LAI na descontaminação dos canais radiculares.**

Num estudo in vitro em 2015, Sahar-Helft et al. compararam a eficácia de três técnicas de irrigação na remoção da camada de smear layer de dentina das paredes do canal: irrigação com pressão positiva, irrigação ultrassónica passiva e irrigação activada por laser [77].

Após a observação da superfície dentinária da raiz por meio de MEV, os autores relataram que a remoção da camada de lama dentinária foi mais eficaz quando os canais radiculares foram irrigados utilizando a técnica LAI com o laser de Er: YAG ajustado a baixas energias (0,5W, 50 mJ, 10Hz).

Além disso, os autores relataram que o resultado foi semelhante quando o laser foi inserido no terço coronal do canal ou a 1 mm da LT. De facto, a remoção da lama dentinária nos grupos do laser envolveu toda a parede do canal (do terço coronal ao terço apical) com túbulos dentinários bem abertos ao longo de todo o comprimento do canal. Não foi o caso da irrigação com seringa, onde a lama dentinária ainda estava presente no terço apical do canal, e com a irrigação ultra-sónica, os túbulos dentinários estavam parcialmente fechados nessa zona apical (Figuras 26 e 27).

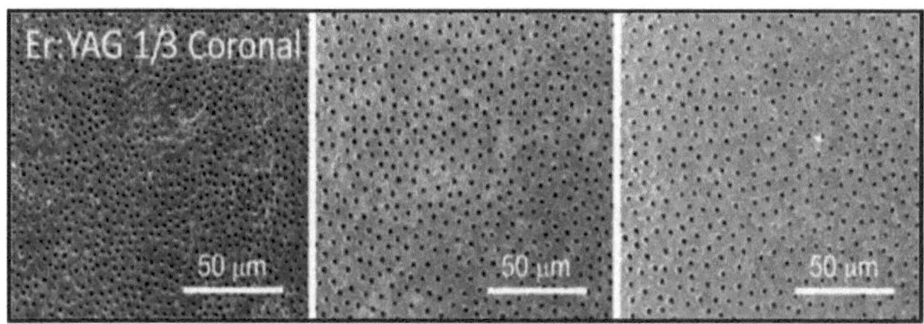

Figura 26: Observação SEM das partes coronal (esquerda), medial (centro) e apical (direita) da parede do canal radicular. LAI com EDTA 17% e ponta de laser inserida na parte coronal do canal radicular (ampliação × 1000) [77].

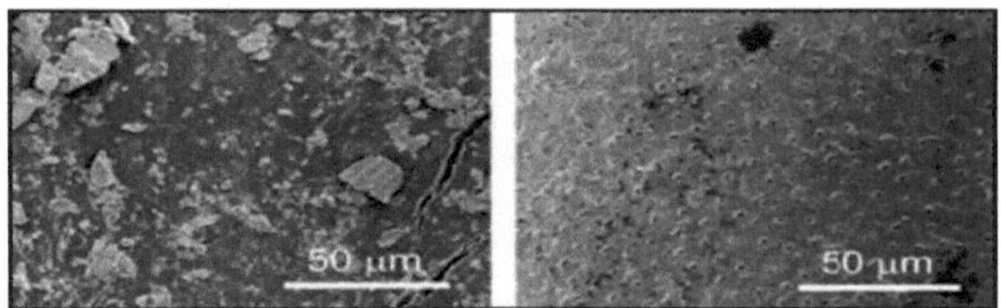

Figura 27: Observação SEM da parte apical das paredes do canal. Irrigação com seringa (esquerda); irrigação ultra-sónica (direita). (Ampliação × 1000) [77]

Wang et al, em 2017, avaliaram in vitro a eficácia da irrigação activada por laser de Erbium (Er: YAG e Er, Cr: YSGG), em combinação com duas soluções de irrigação: NaOCL (5,25%) e EDTA (17%) na remoção da camada de lama de dentina das paredes do canal [87].

Após observação com SEM, verificaram que a ativação da irrigação potenciava o efeito de descontaminação dos irrigantes no canal.

No entanto, foi referido que o protocolo que combina a técnica LAI com os dois irrigantes (EDTA e NaOCl) foi mais eficaz do que o que utiliza a mesma técnica com uma única solução de irrigação.

Kihara et al. em 2019 mostraram que a irrigação ativada por laser Er: YAG (30mJ, 20 Hz, 100μs, sem resfriamento de água ou ar) de uma solução de NaOCL a 5% por 20 ou 40s remove mais efetivamente o hidrogel de gelatina (usado como substituto para detritos do canal radicular) de um canal acessório simulado do que a irrigação convencional com seringa.

No entanto, os autores relataram que a LAI para 40s removeu significativamente mais hidrogel do que a LAI para 20s (P<0,05) [41].

No que diz respeito ao seu efeito bactericida, vários autores, tais como De Groot et al., 2009; Zhu et al.,2013; Cheng et al., 2016, relataram a eficácia da ativação da irrigação com laser de érbio na eliminação do biofilme bacteriano de Enterococcus Faecalis (E. Faecalis), que é a bactéria mais virulenta no sistema endodôntico.

Devido aos seus numerosos factores de virulência (presença de proteínas de superfície, substâncias agregantes, filamentos, etc.), esta bactéria é muitas vezes resistente às soluções de irrigação convencionais e à medicação intracanal, aumentando assim a taxa de insucesso do tratamento do canal radicular. (Fisher et al., 2009) Além disso, dada a sua capacidade de sobreviver em condições normalmente letais para outros microrganismos: um ambiente altamente salino (6,5% NaCl), pH básico, alta temperatura (60°C), e na presença de detergentes, esta bactéria é uma das principais causas de infecções endodônticas secundárias e surtos (Stuart et al., 2009).

Cheng et al. em 2017 revelaram que a combinação Er: YAG+NaOCl foi capaz de reduzir a carga bacteriana do biofilme de E. Faecalis até 98,8% em comparação com a irrigação com seringa convencional (94%) [22].

Wang et al. em 2018 compararam, in vitro, o efeito bactericida de vários sistemas de irradiação no biofilme de Enterococcus faecalis em túbulos dentinários: irrigação convencional com 5.25% (1ml), irradiação com laser Nd:YAG (1064nm), irradiação com laser de Diodo (980nm), irradiação com laser Nd:YAP (1340nm), laser Er, Cr:YSGG IPL com NaOCL (5,25%) e laser Er:YAG IPL com NaOCL (5,25%) [88]. Demonstraram que a irrigação activada com lasers de Erbium durante 3 minutos teve o efeito bactericida mais forte de todos os protocolos testados, com uma taxa de desinfeção do canal radicular de 85% para

Er, Cr: YSGG+NaOCL e 89% para Er: YAG+NaOCL.

3.1. Fluxo fotoacústico induzido por fotões (PIPS)

PIPS é um acrónimo descrito pela primeira vez por Enrico DiViti em 2006 e significa dispersão fotoacústica induzida por fotões.

Esta é uma técnica específica de irrigação activada que utiliza o laser Er:YAG (2940nm) e faz uso da interação dos fotões gerados com as moléculas de água contidas nas soluções de irrigação endodôntica [37].

Esta interação difere da técnica LAI na medida em que se baseia num fenómeno fotoacústico e não fototérmico (não há vaporização da solução).

▶ **Mecanismo de ação do PIPS**

Ao contrário das utilizações convencionais do laser, a fibra não precisa de ser colocada no canal, mas apenas na câmara pulpar, e é utilizada de forma estacionária (Figura 28) [37,65].

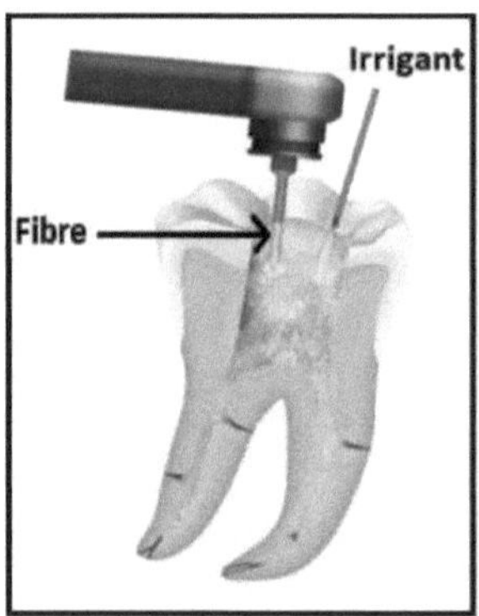

Figura 28: Ilustração da técnica PIPS. [65]

A absorção significativa do comprimento de onda do laser Er:YAG pela solução irrigante, combinada com um impulso de 400W na ponta, gera ondas fotoacústicas expansivas sucessivas. Este fenómeno impulsiona o irrigante através do sistema de canais radiculares [30].

O PIPS funciona com energias sub-ablativas (20mJ a 50mJ) e potências de impulso elevadas (400W a 1000W) [65].

Utiliza uma fibra específica: uma fibra de quartzo (600μm, 9mm) com emissão radial e uma extremidade descarnada nos últimos quatro milímetros (Figura 29).

A vantagem desta fibra é que emite menos energia na sua ponta com uma peça nua, melhorando a distribuição lateral da energia [65].

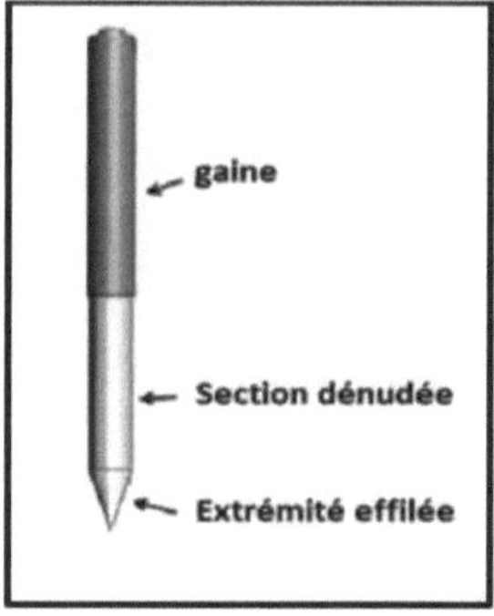

Figura 29: Representação esquemática da fibra utilizada no PIPS. [65]

► Protocolo de funcionamento

Uma grande vantagem da utilização do PIPS é o facto de permitir um tratamento endodôntico não invasivo sem a necessidade de alargamento excessivo dos canais para a inserção da fibra ótica (a fibra é colocada mais acima na câmara pulpar) [30].

David Jaramillo et al. estabeleceram em 2015 um protocolo clínico para PIPS (Figura 30) [37].

A técnica PIPS é usada em vez do enxaguamento final tradicional no final da preparação do canal radicular. No entanto, Deponte em 2018 relatou que esta técnica também pode ser usada durante a fase de modelagem do canal radicular entre a passagem de dois instrumentos endodônticos [26].

O protocolo PIPS propriamente dito: (Figura 30)

O laser Er: YAG está regulado para 20 mJ; 15Hz e com um spray desativado.

- 3 ciclos de 30s de ativação do PIPS com um fluxo contínuo de NaOCL (5%) e com 30s de repouso entre cada ciclo.

- 30s de ativação PIPS com um fluxo contínuo de água destilada.

- 30s de ativação do PIPS com um fluxo contínuo de EDTA (17%).

- Enxaguamento final por ativação por laser de água destilada durante 30 segundos.

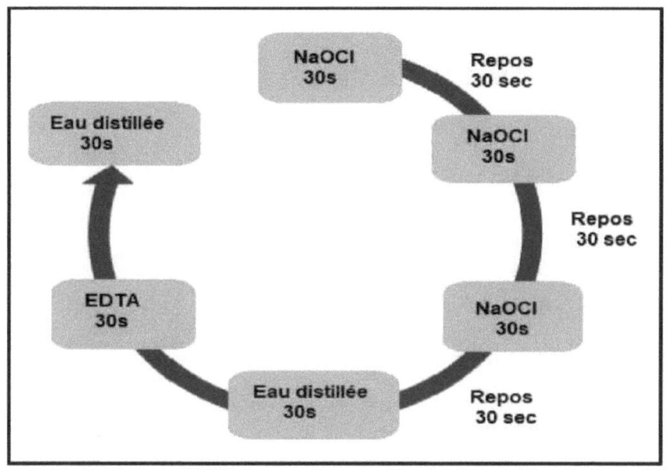

Figura 30: Protocolo PIPS de acordo com David Jaramillo et al. em 2015.
[37]

► **PIPS e desinfeção dos canais radiculares**

Olivi et al, em 2014, realizaram um estudo ex vivo em 26 dentes anteriores humanos com o objetivo de comparar a eficácia da desinfeção do canal radicular utilizando PIPS com o método de irrigação convencional [65].

Os dentes foram preparados com o tamanho ISO 25, depois infectados com Enterococcus faecalis e incubados durante 4 semanas.

Os autores utilizaram dois protocolos de irrigação.

O grupo "A" recebeu dois ciclos de 30s de ativação laser de uma solução de NaOCL a 5% (3ml) e um ciclo de 30s de ativação de EDTA a 17% (3ml).

As definições do laser Er: YAG foram 20mJ, 15Hz e uma curta duração de impulso de 50μs.

O grupo "B" recebeu dois ciclos de 30s cada de irrigação convencional (utilizando uma seringa) com NaOCL a 5% (3ml) seguido de um ciclo de EDTA a 17% (3ml) durante 30s.

Para ambos os grupos, foi efectuada uma irrigação com água destilada durante 30 segundos após cada irrigante, a fim de evitar qualquer reação química entre as duas soluções de irrigação.

Os resultados deste estudo mostraram :

- Imediatamente após o tratamento: uma redução bacteriana de 99,99% e 99,83% para os grupos A e B, respetivamente.

- 48 horas após o tratamento: a redução bacteriana foi de 99,99% no grupo A, mas não houve redução no grupo B (0%).

Os autores verificaram que ambas as técnicas de irrigação foram eficazes na erradicação do biofilme de E. Faecalis das paredes do canal. No entanto, o PIPS teve um efeito mais persistente (48 h após o tratamento), inibindo o novo crescimento bacteriano [65].

Golob et al, em 2017, avaliaram in vitro o efeito da variação da concentração de NaOCL (1%, 3% e 5%) na eficácia do PIPS na desinfeção dos canais radiculares [32].

Para uma remoção eficaz da camada de esfregaço, os autores modificaram a sequência e o tempo de repouso dos passos finais da irrigação PIPS.

O protocolo de irrigação modificado foi o seguinte:

1. Ativar com 3 ml de NaOCL durante 30s, depois repousar durante **60s**.

2. Active o EDTA a 17% durante 30s, depois descanse durante **60s**.

3. 2 ciclos de ativação de 3 ml de NaOCL, com uma duração de 30 s cada, intercalados por um período de repouso de **60 s**.

4. Ativação de 3ml de água destilada durante 30s.

Este estudo mostrou que :

- A descontaminação da rede de canais só foi eficaz e duradoura quando foi utilizado NaOCL a 5%. Nos grupos tratados com 1% e 3% de NaOCL, as bactérias regressaram aos canais 48 horas após o tratamento.

- O módulo de elasticidade e a resistência à flexão da dentina dependem da concentração de NaOCL: durante a instrumentação, a irrigação com NaOCL a 3% foi a mais recomendada para evitar o enfraquecimento da dentina e a erosão das superfícies dentinárias.

A aplicação de EDTA antes do NaOCL permite a limpeza da superfície da dentina e a abertura dos túbulos dentinários, o que favorece a penetração e a ação bactericida do NaOCL no biofilme de E. Faecalis.

Os autores verificaram que a irrigação activada por laser com NaOCL a 5% e o protocolo PIPS modificado resultaram na erradicação eficaz do biofilme bacteriano e na eliminação completa da camada de esfregaço [32].

A literatura também tem relatado a eficácia da técnica PIPS na remoção do hidróxido de cálcio (medicação do canal radicular entre sessões) das paredes do canal radicular.

Arslan et al. em 2015 compararam, num estudo in vitro, o efeito da ativação de uma solução de irrigação com EDTA a 17% para 60s utilizando diferentes técnicas, na remoção de $Ca(OH)_2$ de sulcos artificiais ao longo da parede do canal [8].

Os resultados deste estudo mostraram que o PIPS removeu 100% do hidróxido de cálcio, ao contrário da ativação ultra-sónica (76%) e da irrigação manual com uma seringa (25%).

Além disso, Aricioglu et al. em 2018, utilizando as mesmas condições de irrigação (17% EDTA para 60s), mostraram que nenhuma das técnicas de irrigação utilizadas (PIPS, irrigação ultrassónica passiva PUI, irrigação sónica, irrigação com seringa convencional) removeu completamente o hidróxido de cálcio dos sulcos artificiais nas paredes do canal [7].

No entanto, estes autores referem que a PIPS e a PUI foram mais eficazes do que outros métodos de irrigação e que não foi encontrada qualquer diferença estatisticamente significativa entre estas duas técnicas. (P>0.001)

Laky et al em 2018 recomendaram uma configuração de parâmetro do laser Er: YAG de 10 mJ/ 15Hz para remoção quase completa (99,5%) do hidróxido de cálcio das paredes do canal, sem extrusão apical da solução de irrigação [47].

5. Obturação definitiva do canal radicular

De acordo com a revisão da literatura, a irradiação laser das superfícies das raízes dentárias pode melhorar a selagem da obturação final do canal radicular.

Estudos anteriores realizados por Kimura et al. em 2001 e Sousa-Neto et al. em 2005 demonstraram que o tratamento com laser (Er: YAG; Er, Cr: YSGG e Nd: YAG) contribui para a eliminação efectiva da smear layer e para a abertura dos túbulos dentinários, o que aumenta a adesão dos cimentos obturadores e dos materiais de obturação às paredes do canal.

Ayranci e Koseoglu, em 2014, sugeriram que as alterações morfológicas nas paredes da dentina radicular obtidas por irradiação com laser Er: YAG poderiam influenciar os valores de adesão dos selantes do canal radicular [9].

De facto, estes autores mostraram que a adesão do AH Plus® (cimento resinoso para canais radiculares) às paredes do canal era melhor após o tratamento da dentina radicular com o laser Er:YAG em comparação com outros métodos de tratamento (5% NaOCL, 15% EDTA seguido de 5% NaOCL, laser Nd:YAG).

Ozkocak e Sonaten em 2015 avaliaram, in vitro, a resistência de união de três tipos de cimentos obturadores de canais radiculares: AH Plus Jet®(Dentsply), EndoSequence BC Sealer™ (Brasseler) e Real Seal® (Sybron Endo), após irradiação da dentina radicular com o laser Er: YAG [66].

Mostraram, após observação com o SEM, que a irradiação com o laser de Erbium permitiu a eliminação total da lama dentinária e a abertura dos túbulos dentinários, o que favoreceu a penetração dos cimentos obturadores a nível dentinário. Além disso, a presença de irregularidades na superfície e de zonas micro-retentivas após a irradiação favoreceu o aumento da força de ligação dos cimentos obturadores às paredes do canal [66].

No entanto, os autores relataram que os cimentos de cimentação à base de resina "AH Plus Jet®" e "Real Seal®" apresentaram valores de ligação à dentina irradiada mais elevados (120MPa) do que o cimento à base de biocerâmica "EndoSequence BC Sealer™" (80MPa). Esta diferença foi explicada pelo facto de este último, devido à sua natureza hidrofílica, necessitar da presença de água para se ligar à dentina radicular. Este não foi o caso após a evaporação do fluido intersticial ao nível dos túbulos dentinários após a irradiação laser [66].

Relativamente à técnica de obturação do canal radicular recomendada após a modelação do canal radicular com laser de Er: YAG, Kokuzawa et al, em 2012, referiram que a técnica de condensação vertical de guta percha pode ser mais adequada do que a condensação lateral devido às superfícies irregulares e rugosas geralmente formadas pela irradiação laser [43].

Em 2014, Gérard Rey et al. no seu livro intitulado "Use of lasers in endodontics" relataram a utilidade do laser Er:YAG na compactação da guta percha ao nível do canal radicular [74].

Graças aos seus efeitos fototérmicos e fotomecânicos duplos, este laser aumenta a temperatura da guta-percha e impulsiona-a mecanicamente e ao cimento de selagem.

O protocolo descrito pelos autores foi o seguinte:[74]

- A pasta de obturação do canal radicular (óxido de zinco-eugenol) é colocada no canal utilizando uma pasta de enchimento ou lentulo.
- O laser Er: YAG, graças ao seu efeito fotomecânico, pode ser utilizado nesta fase para impulsionar a pasta para os túbulos abertos; é ajustado a uma energia baixa de 60 a 80 mJ e a uma frequência baixa de 5 Hz.
- É colocado um cone de guta-percha descontaminado, seco e

calibrado no canal.

- Amolecimento da guta-percha por ação fototérmica do laser Er: YAG (60mJ; 15Hz).

- Compactação da guta com ferramentas manuais (compactadores verticais).

- Propulsão da guta percha pelo efeito fotomecânico do laser Er:YAG nos canais acessórios e laterais.

- A compactação manual completa este procedimento, para obter uma obturação satisfatória e hermética do sistema de canais radiculares.

6. Tratamento endodôntico

A utilidade dos lasers no procedimento de retratamento endodôntico baseia-se principalmente no seu efeito fototérmico, que dissolve a guta-percha e a remove das paredes do canal. (Blum et al. ,2000 ; Viducic et al. ,2003)

Keles et al, em 2015, num estudo de tomografia microcomputada, avaliaram a eficácia da remoção de materiais de obturação do canal radicular (Gutta-percha e cimento obturador AH Plus®) por dois sistemas de laser Er: YAG (2940nm) e Nd: YAG (1064 nm) das paredes do canal radicular [39].

Mostraram que a irradiação adicional com o laser Er:YAG após o retratamento do canal radicular com instrumentos rotativos (R-Endo®NiTi) resultou numa remoção significativamente maior de restos de material de obturação (13%) das paredes do canal radicular do que com o laser Nd:YAG (3%).

Além disso, foi referido que, ao contrário do laser Er:YAG pulsado de baixa energia (50mJ, 20Hz), o efeito de aquecimento do laser Nd:YAG afectou provavelmente a dentina circundante, provocando a sua fusão e promovendo a fusão de restos de materiais de obturação, aumentando assim a sua retenção nas paredes do canal [39].

Em 2010, Tachinami e Katsumi estudaram in vitro a capacidade do laser Er:YAG utilizado em diferentes energias de saída (30mJ, 40mJ e 50mJ) para remover materiais de preenchimento do canal radicular durante o retratamento endodôntico [83].

O estudo envolveu 21 dentes humanos extraídos, monoradiculados, com um canal relativamente reto, que foram obturados com guta-percha utilizando a técnica de condensação lateral.

Após a irradiação com laser, foram avaliados: o tempo necessário para remover o material de obturação do canal radicular, a quantidade de material remanescente e o grau de remoção da dentina radicular durante o retratamento endodôntico (grau de perda de dentina da parede do canal radicular).

As conclusões deste estudo são as seguintes:

- Quanto maior for a energia de saída do laser, mais curto será o tempo de remoção da guta.
- Quase toda a guta-percha foi removida do canal nos três grupos de energia.
- Apenas uma pequena quantidade de dentina do canal radicular foi perdida quando o material de obturação foi removido e não houve diferença estatisticamente significativa entre os três grupos de energia.

- A irradiação com uma energia de 50mJ revelou pontos de carbonização na parede do canal, que foram observados com um microscópio digital.

- A irradiação com o laser Er:YAG com uma energia de saída de 40 mJ conseguiu remover eficazmente a guta-percha sem causar perfuração da parede do canal ou ablação excessiva da dentina no canal radicular.

Um estudo realizado por Gorduysus et al. em 2019 avaliou a eficácia da irradiação com laser Er: YAG utilizado em diferentes energias de saída (40mJ e 50mJ) em comparação com o ultrassom (NEWTRON® P5) na remoção de guta percha durante o retratamento endodôntico. Este estudo revelou que o feixe de laser não foi tão eficaz como o ultrassom para atingir as partes mais profundas dos canais (especialmente o terço apical), e que também causou danos térmicos secundários (manchas de queimadura e carbonização dos orifícios dos túbulos dentinários), mesmo com a energia mais baixa utilizada (40mJ) [33].

Os autores também observaram que o laser Er:YAG levou mais tempo para dissolver toda a obturação do canal radicular em comparação com o ultrassom: O tempo médio para a remoção da guta percha pelo ultrassom foi de 18,71s, enquanto que para o laser foi de 77,42s (para 40mJ/pulso) e 113,57s (para 50mJ/pulso) [33].

Consequentemente, a utilização de lasers de érbio no tratamento de canais radiculares tem sido, até agora, menos fiável e não pode ser considerada uma alternativa aos métodos de tratamento utilizados na nossa prática diária. No entanto, o desenvolvimento contínuo de equipamento e técnicas sugere que os resultados irão melhorar no futuro.

► *Caso clínico que ilustra o contributo da técnica LAI no retratamento endodôntico.*

Caso clínico tratado pela Dra. Sharonit Sahar-Helft e pelo Dr. Adam Stabholtz; publicado em 2016 na revista "Stomatology Edu". [78]

Apresentação do caso:

Um homem diabético de 42 anos foi consultado por causa de uma fístula na parte posterior do vestíbulo, na região entre o 12 e o 13.

A história revelou que a fístula estava presente há mais de 2 anos.

Foi efectuada uma radiografia de localização com um cone de guta-percha para determinar o dente causal (Figura 31).

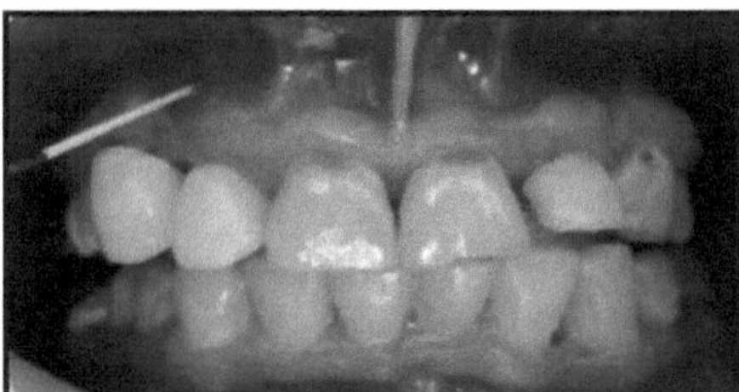

Figura 31: Fotografia pré-operatória mostrando a fístula. [78]

Explorações e diagnóstico

Ao exame clínico, o paciente 12 apresentava uma coroa metalo-cerâmica. Não havia dor à percussão e a sondagem periodontal era normal.

O exame radiológico revelou uma imagem de radiolucidez periapical relacionada com o dente 12 tratado endodonticamente. O cone de guta confirmou essa relação e também o dente causal (Figura 32).

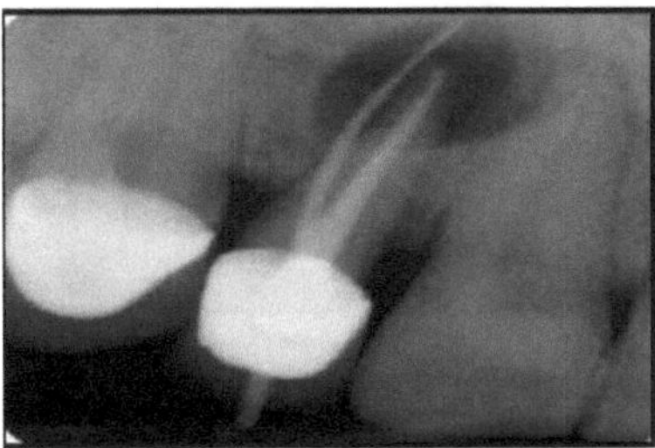

Figura 32: Radiografia pontual mostrando uma lesão periapical relacionada com um tratamento endodôntico 12. [78]

❖ Decisão terapêutica

Remoção da coroa em 12 para tratamento endodôntico ortógrado.

Durante as sessões de limpeza e modelagem do canal radicular, foram utilizadas diversas medicações intracanais, como hidróxido de cálcio, uma mistura de 3 antibióticos (metronidazol, minociclina e ciprofloxacina) e Ledermix. Após várias sessões, a fístula ainda persistia.

Os médicos decidiram utilizar a irrigação activada por laser Er:YAG (LiteTouchTM) para otimizar a desinfeção do canal radicular.

❖ Sequência de funcionamento

■ Colocação do campo operatório (barragem).

■ O laser Er: YAG foi ativado a 50 mJ, 0,5 W e 10 Hz durante 60 segundos, utilizando EDTA a 17% como solução de irrigação. (Figuras 33 e 34)

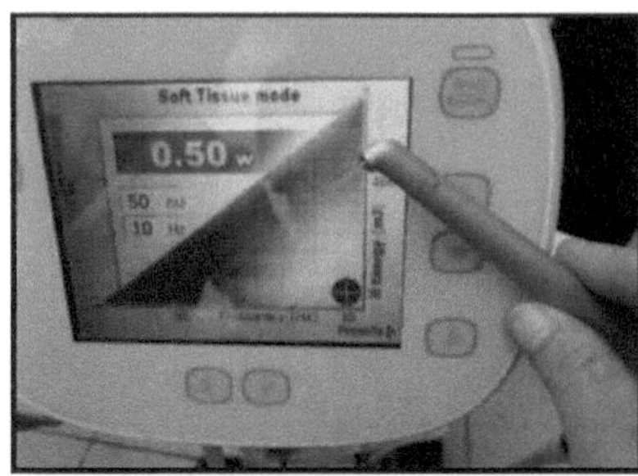

Figura 33: Parâmetros do laser Er: YAG utilizados. [78]

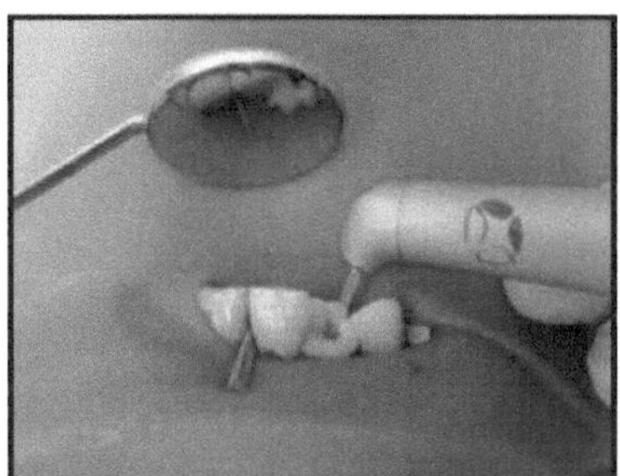

Figura 34: Procedimento Er:YAG IPL [78].

A obturação definitiva do canal radicular foi efectuada na mesma sessão.

Aproximadamente 2 anos após a operação, a radiografia de seguimento mostrou o desaparecimento completo da imagem periapical e a cicatrização dos tecidos periapicais. (Figura 35).

Clinicamente, a fístula desapareceu.

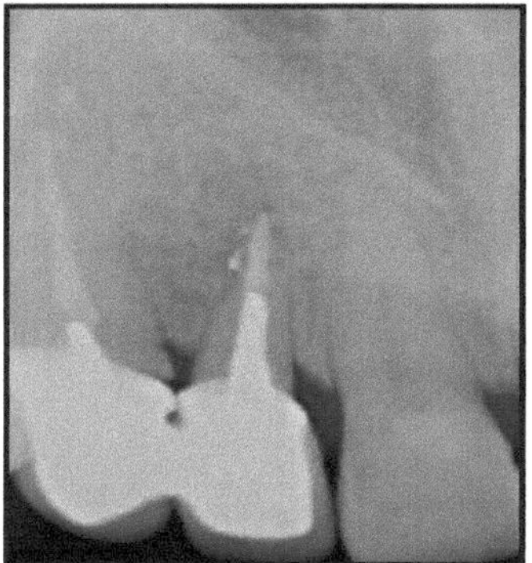

Figura 35: Radiografia de seguimento aos 2 anos de pós-operatório. [78]

7. Cirurgia endodôntica

Os LASER de érbio são de grande interesse na cirurgia endodôntica.

Utilizados nas várias fases do tratamento cirúrgico (incisão da mucosa, osteotomia, ressecção apical e preparação da cavidade retrógrada), estes lasers têm demonstrado elevadas taxas de sucesso em comparação com as técnicas de tratamento convencionais [91].

Em 2011, Angiero et al realizaram um estudo para avaliar a eficácia dos lasers de érbio no tratamento endodôntico retrógrado em termos de resultados clínicos e sucesso terapêutico. O estudo envolveu 65 dentes necrosados com lesões apicais cuja apicectomia foi realizada com dois tipos de laser de érbio: Er: YAG (2940 nm) e Er, Cr: YSGG (2780 nm) durante o período entre 2000 e 2010 [5].

Os resultados deste estudo mostraram que o insucesso terapêutico ocorreu em apenas 9 casos em diferentes momentos; os outros doentes (86%) não tiveram complicações e o seu tratamento evoluiu favoravelmente.

Os autores referem que os lasers de érbio parecem ser perfeitamente adequados para as várias fases do tratamento retrógrado: estão equipados com fibras ópticas muito finas (de 320µm a 600µm), têm uma ação bactericida e esterilizante no ápice da raiz e nos tecidos circundantes, reduzindo a infiltração bacteriana no interior da raiz ressecada, e não produzem danos térmicos secundários.

Por seu lado, Bodrumlu et al, em 2012, mostraram que o laser Er: YAG definido em três durações de impulso diferentes (50µs, 100µs e 300µs) podia ser utilizado, com segurança aceitável para apicectomia, se a pulverização de água associada fosse suficiente [15].

No entanto, foi referido que a irradiação laser com uma duração de impulso de 50µs parece ter o menor aumento de temperatura e o menor tempo necessário para a apicectomia, em comparação com as outras duas durações de impulso [15].

Lietzau et al, em 2013, realizaram uma investigação clínica retrospetiva com o objetivo de avaliar a eficácia do laser Er: YAG utilizado em conjunto com um microscópio operatório dentário na cirurgia apical, em comparação com o procedimento cirúrgico convencional (utilização de brocas, sem controlo microscópico) [50].

Os resultados deste estudo foram os seguintes:

- No primeiro dia pós-operatório, a vermelhidão e o inchaço da área cirúrgica foram significativamente reduzidos no grupo tratado com laser em comparação com o grupo de controlo (p<0,001).
- Sete dias após a operação, todos os parâmetros de inflamação foram significativamente mais baixos no grupo tratado com laser (p<0,05).

■ No dia 180, 6 dos 41 pacientes do grupo de controlo ainda sentiam dor e perturbações na função dos dentes tratados, enquanto nenhum dos pacientes do grupo do laser apresentava novas queixas.

Os autores concluíram que, apesar de exigir mais tempo de cirurgia, o tratamento cirúrgico assistido pelo laser Er:YAG e monitorizado ao microscópio operatório resultou num melhor processo de cicatrização do que a abordagem cirúrgica convencional [50].

Além disso, Shabnam et al. em 2019 sugeriram que a microinfiltração apical pode ser melhor prevenida quando a ressecção apical é efectuada com o laser de érbio do que com a broca de carboneto de tungsténio.

Comparando a taxa de penetração de um corante (azul de metileno) após a ressecção apical com o laser de Er, Cr: YSGG e retropreenchimento com MTA com a taxa de penetração após o tratamento convencional, estes autores mostraram que a microinfiltração foi maior no grupo de dentes tratados com brocas (0,42 ± 0,23) do que no grupo tratado com o laser (0,20 ± 0,16) [63].

▶ *Caso clínico que ilustra a apicectomia com laser Er: YAG.*
  Caso clínico tratado pelo Dr. William H. Chen e publicado em 2020 na revista Oral Health. [21]

❖ **Apresentação do caso**

Uma mulher de 85 anos apresentou-se na clínica com dor e inchaço no maxilar direito.

❖ **Investigação e diagnóstico**

O exame clínico revelou que a tumefação estava próxima do ápice do

13. Este último era um pilar numa ponte metalo-cerâmica de oito unidades que se estendia do 13 ao 24 (Figura 36).

A 13 era dolorosa à percussão e à palpação.

A radiografia periapical revelou reabsorção óssea ao redor do ápice do 13, com evidência de possível perfuração causada pelo pino radicular. (Figura 37)

O diagnóstico de abcesso apical agudo foi confirmado.

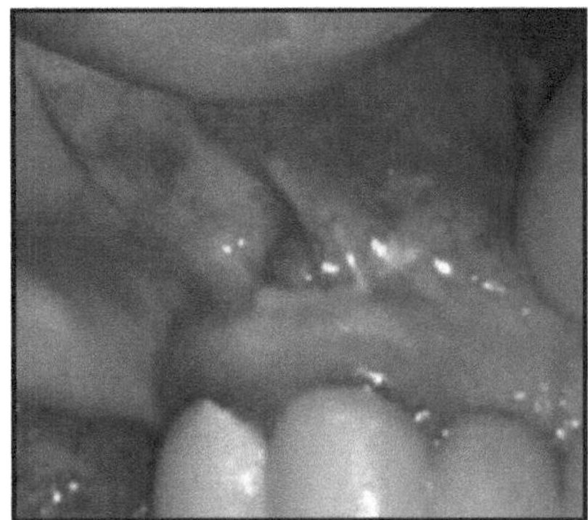

Figura 36: Situação clínica pré-operatória [21].

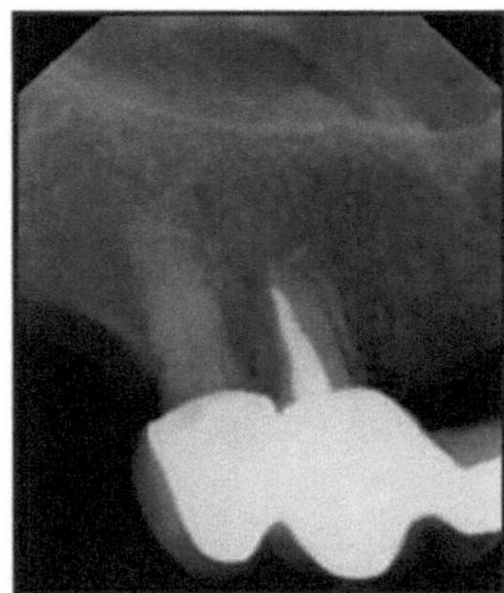

Figura 37: Radiografia periapical [21].

Decisão terapêutica

Uma vez que não foi registada nenhuma história médica ou dentária excecional que constituísse uma contraindicação para o tratamento cirúrgico, foi programada uma apicectomia a laser seguida de obturação retrógrada com MTA, de modo a preservar a prótese fixa.

O laser utilizado foi o sistema Er, Cr : YSGG da Biolase (2780nm) com uma peça de mão em ouro e uma fibra MZ5 de 14 mm de comprimento.

Sequência de funcionamento

- Anestesia local da zona cirúrgica, com dois carpules de lidocaína a 2% com vasoconstritor.
- Incisão mucogengival com o laser Er, Cr: YSGG: (Figura 38)

O laser foi regulado para 2,5W, 30Hz, 15% de água e 11% de ar.

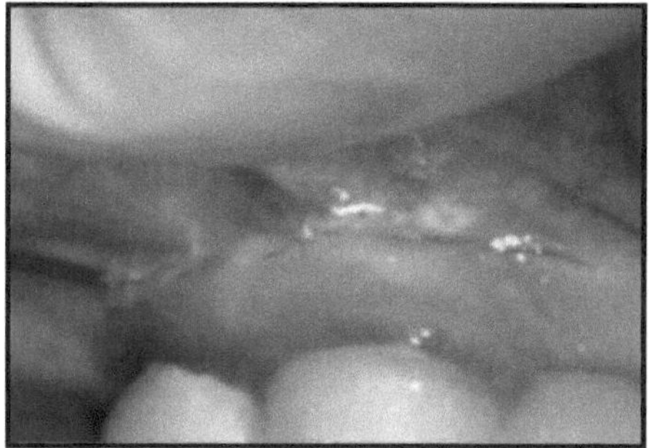

Figura 38: Incisão mucogengival utilizando o laser Er, Cr: YSGG. [21]

- Remoção de um retalho trapezoidal utilizando um elevador periosteal.
- Osteotomia com laser Er, Cr: YSGG para revelar a lesão apical e

o ápice de 13: (Figura 39)

Os parâmetros do laser utilizados foram: 5 W, 20 Hz, 50% de água e 70% de ar.

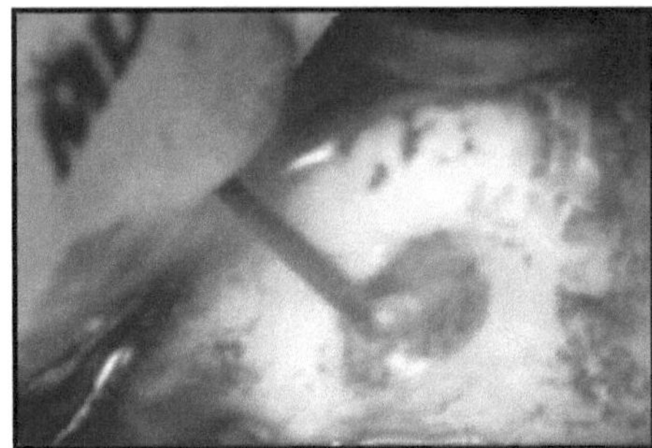

Figura 39: Osteotomia com laser de Er, Cr: YSGG. [21]

Remoção do granuloma: (Figura 40)

O laser Er, Cr: YSGG foi regulado para 3W, 30Hz, 15% de água e 11% de ar.

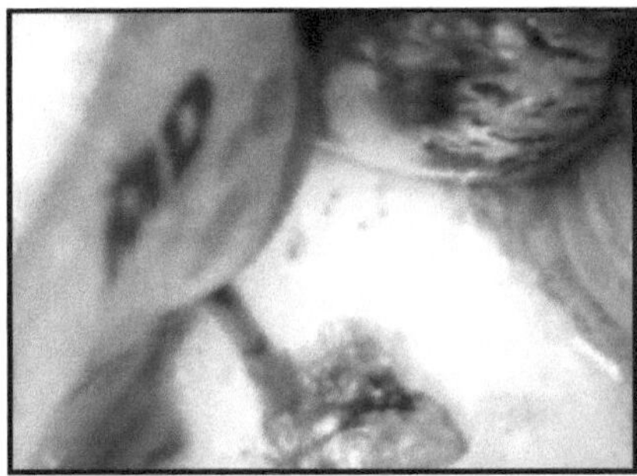

Figura 40: Remoção de tecido granulomatoso utilizando o laser Er, Cr : YSGG. [21]

No final deste procedimento, foram revelados alguns pontos de carbonização, devido à menor quantidade de água utilizada na remoção do granuloma. Além disso, notou-se, nessa etapa, a perfuração causada pelo pino radicular. (Figuras 41 e 42)

As manchas de carbonização foram então removidas (durante o desbridamento final do ápice e da cripta óssea), utilizando o laser Er, Cr: YSGG na configuração "Hard Tissue".

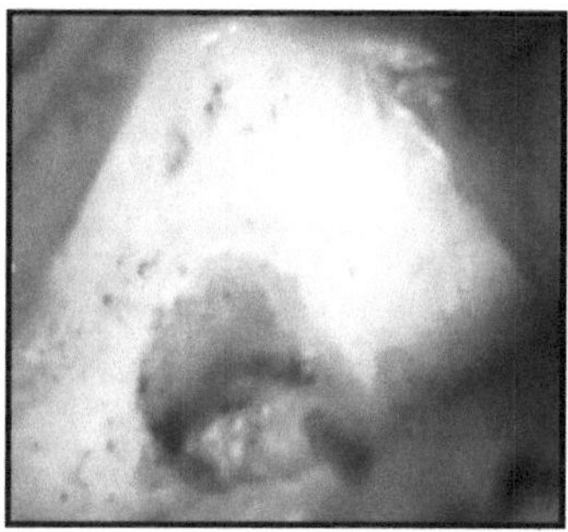

Figura 41: Aspeto da carbonização no local da cirurgia. [21]

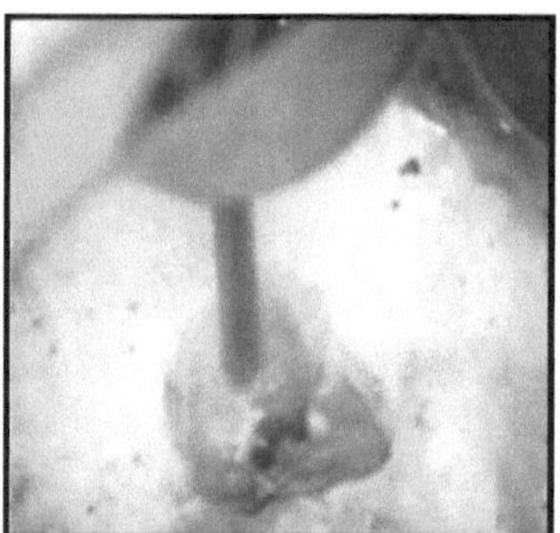

Figura 42: Perfuração da raiz. [21]

Remoção da parte apical do pino radicular para permitir a colocação do material de obturação retrógrada (RIM) (Figura 43).

Esta fase foi realizada com uma peça de mão eléctrica e uma fresa redonda de aço inoxidável rodada a alta velocidade.

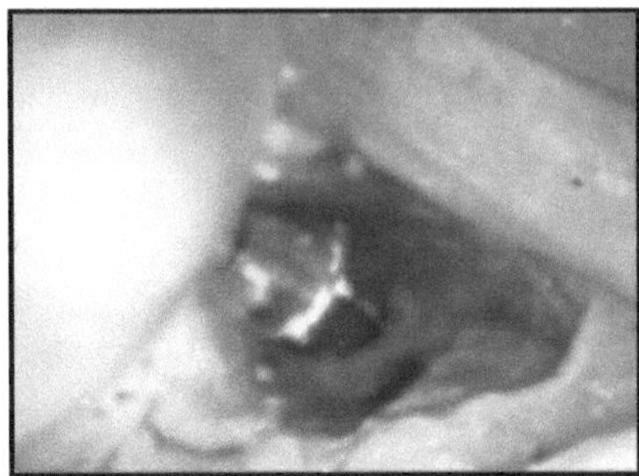

Figura 43: Remoção da parte apical do pilar com a broca. [21]

- Apicectomia (aproximadamente 3 mm do ápice da raiz) com o laser Er, Cr: YSGG a 4W, 20Hz, 50% de água e 70% de ar.
- ®®Preparação ultra-sónica retrógrada: utilização de um sistema cirúrgico Cavitron e de uma ponta endodôntica Cavitron (Figura 44).

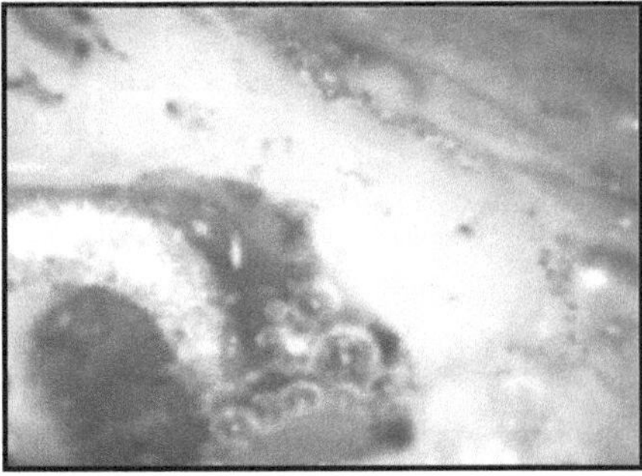

Figura 44: Preparação da cavidade retrógrada com recurso a ultra-sons. [21]

Remoção da smear layer da cavidade retrógrada utilizando o laser Er, Cr: YSGG com os seguintes parâmetros: 2W, 20 Hz, 50% água e 70% ar (Figura 45).

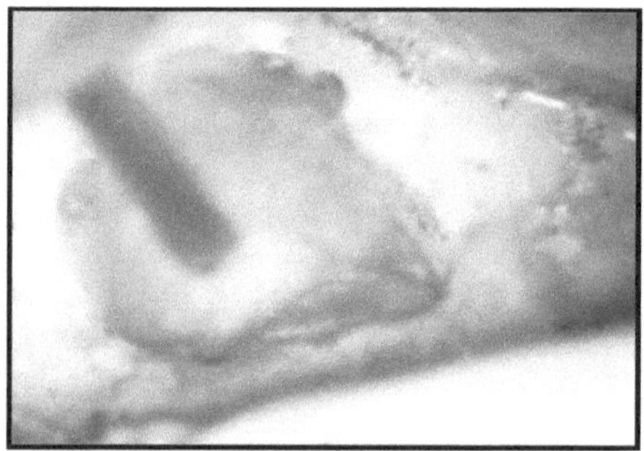

Figura 45: Remoção da camada de esfregaço utilizando o laser Er, Cr : YSGG. [21]

- Obturação retrógrada com MTA.

- Suture o local da cirurgia com pontos de Matelassier utilizando suturas absorvíveis Vicryl (4.0).

- Foi efectuado um procedimento de "penso" biológico utilizando o laser Er, Cr: YSGG.

Este procedimento consiste numa "terapia laser de baixo nível" destinada à hemostase, desinfeção e desepitelização do local da cirurgia. (Figura 46)

A configuração do laser utilizada foi de 1,25 W, 30 Hz, 0% de água e 11 de ar no modo H, desfocado para 5 mm e utilizando uma fibra laser de movimento rápido.

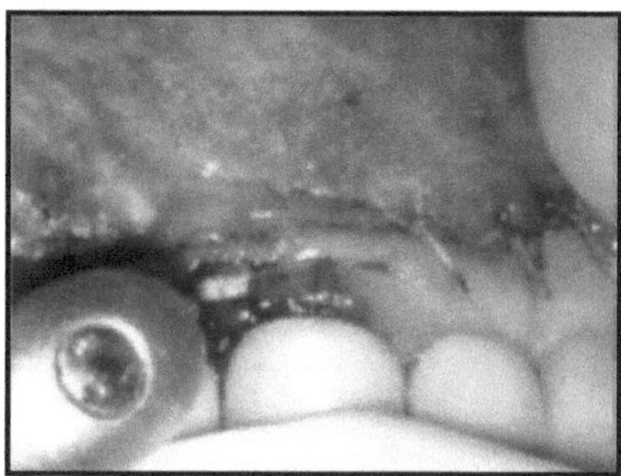

Figura 46: Penso biológico do local da cirurgia utilizando o laser Er, Cr:

O aspeto da zona cirúrgica após o penso biológico com o laser Er, Cr: YSGG era seco. No entanto, o tecido gengival recuperou a sua cor normal após a humidificação do local cirúrgico (Figuras 47 e 48).

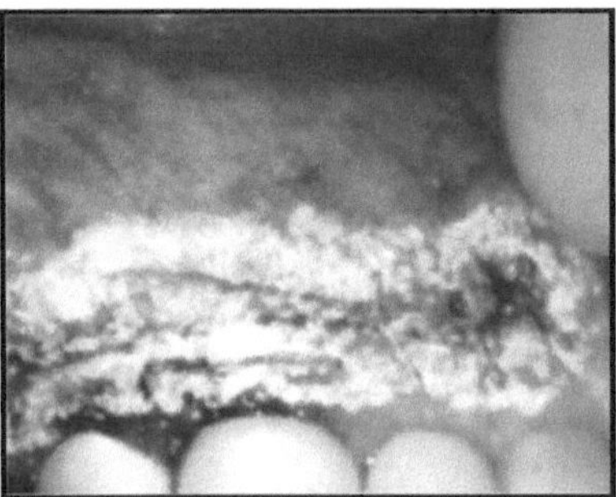

Figura 47: Aspeto seco do local da cirurgia após o procedimento de penso biológico. [21]

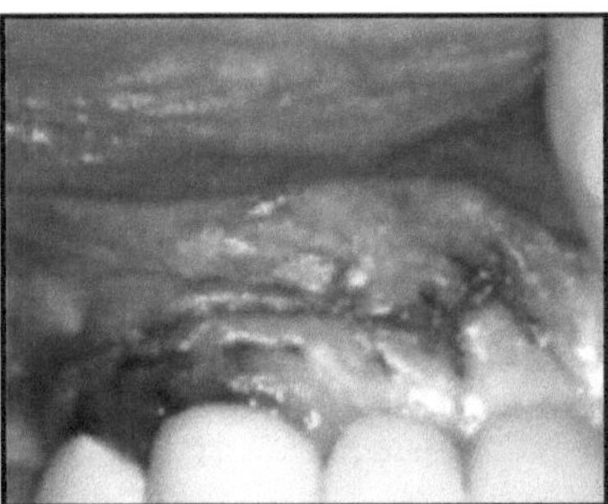

Figura 48: Fotografia pós-operatória imediata do local da cirurgia. [21]

■ Prescrição de antibióticos e analgésicos.

■ As recomendações pós-operatórias foram dadas ao doente da mesma forma que as dadas após uma extração dentária.

A doente foi marcada para as consultas de controlo pós-operatório e para a remoção dos pontos.

■ Três dias de pós-operatório: A observação clínica revelou que o local da cirurgia estava a cicatrizar muito bem, sem sinais de hemorragia secundária, infeção ou edema. O doente não referiu nem mostrou quaisquer sinais de desconforto (Figuras 49 e 50).

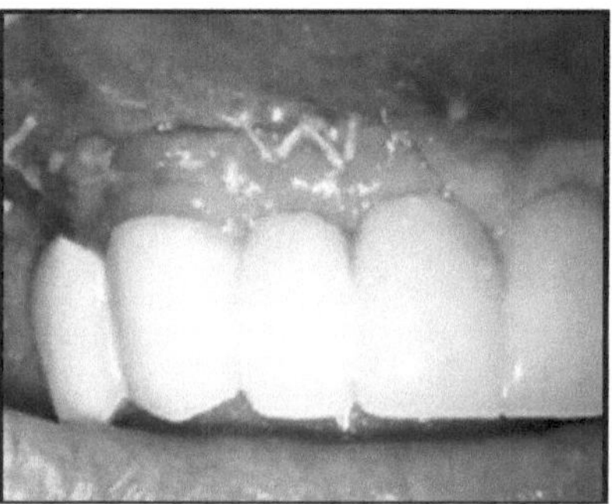

Figura 49: Controlo clínico aos 3 dias de pós-operatório. [21]

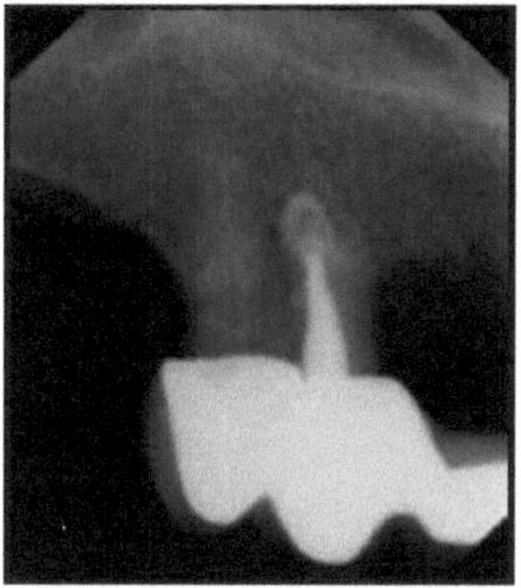

Figura 50: Controlo radiológico aos 3 dias de pós-operatório. [21]

Três semanas de pós-operatório. (Figuras 51 e 52)

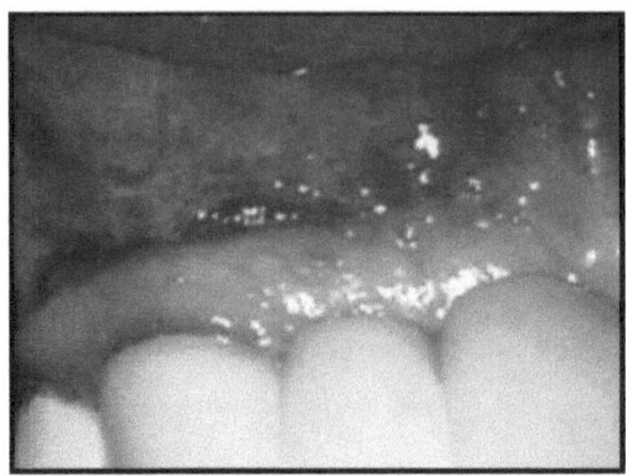

Figura 51: Controlo clínico às 3 semanas de pós-operatório. [21]

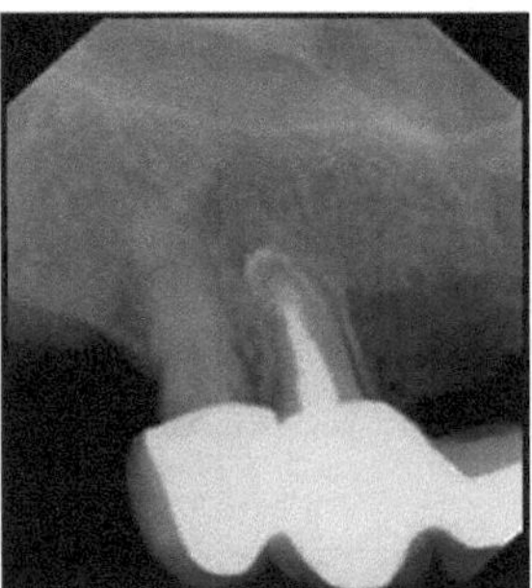

Figura 52: Controlo radiológico às 3 semanas de pós-operatório. [21]

Quatro anos de pós-operatório: evolução clínica e radiológica favorável (Figuras 53 e 54).

A radiografia periapical aos 4 anos mostrou uma boa cicatrização apical e sinais de regeneração óssea.

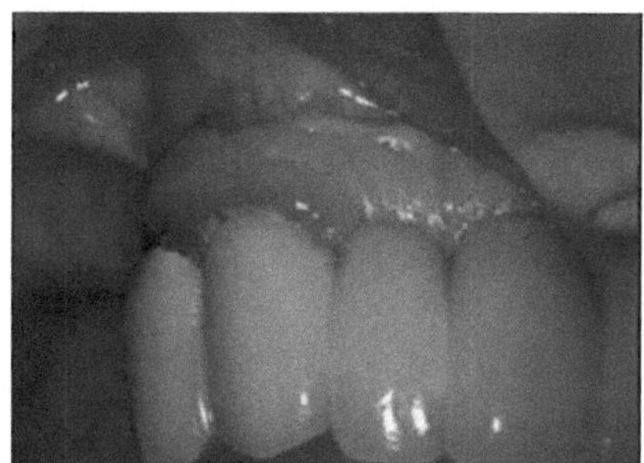

Figura 53: Controlo clínico aos 4 anos de pós-operatório. [21]

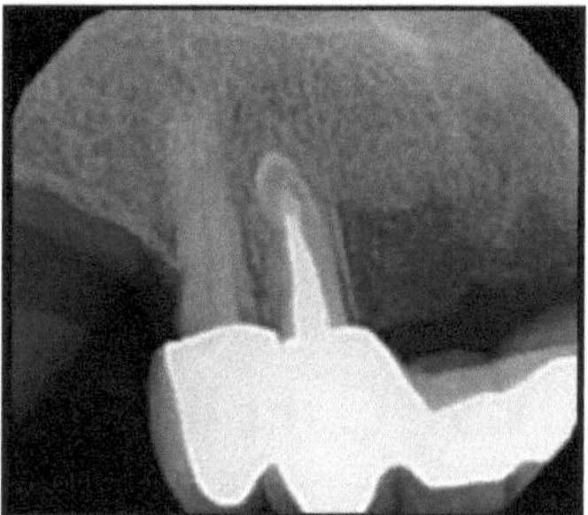

Figura 54: Radiografia periapical pós-operatória aos 4 anos. [21]

Comparação dos lasers Er : YAG e Er, Cr : YSÇÇ na literatura

Embora os dois sistemas laser Er: YAG e Er, Cr: YSGG sejam muito semelhantes em termos de conceção e características básicas, a diferença no seu comprimento de onda, na energia de saída e na gama de durações de impulsos disponíveis tem uma influência significativa na qualidade e na duração do tratamento com laser. [27]

Estes parâmetros serão, por conseguinte, uma referência para a escolha do laser de érbio mais adequado para o nosso consultório dentário.

1. Profundidade de penetração nos tecidos e eficácia de corte

A profundidade de penetração da radiação de érbio no tecido dentário duro depende essencialmente do seu comprimento de onda e do teor de água do tecido.

O estudo efectuado por Diaci e Gaspirc em 2012 revelou que o comprimento de onda do laser Er: YAG (2940 nm) coincide com o pico de absorção da água (1200 mm-1), enquanto o do laser Er, Cr: YSGG (2780 nm) é três vezes inferior (400 mm-1) [27] (Figura 55).

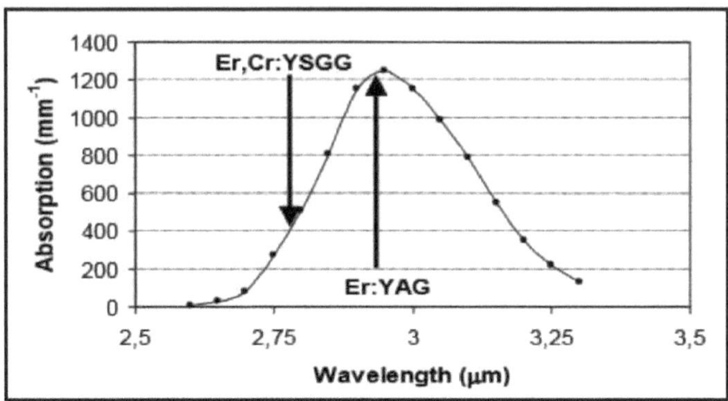

Figura 55: Curva de absorção da água na gama de comprimentos de onda do infravermelho médio. [27]

Devido aos diferentes teores de água dos tecidos dentários duros, os coeficientes de absorção do laser Er:YAG eram de aproximadamente 150 mm-1 no esmalte e 200 mm-1 na dentina. Os coeficientes de absorção correspondentes para o laser Er, Cr: YSGG foram três vezes inferiores [68].

Esta diferença na absorção significa que o comprimento de onda do laser Er:YAG penetra aproximadamente 7 micrómetros no esmalte e 5 micrómetros na dentina. Enquanto que o comprimento de onda do laser Er, Cr: YSGG penetra mais profundamente, 21 micrómetros no esmalte e 15 micrómetros na dentina, causando assim mais danos térmicos no tecido (Figura 56).

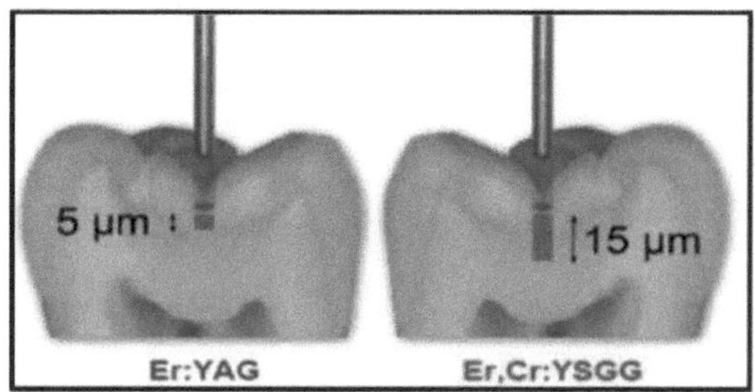

Figura 56: Profundidades de penetração dos lasers Er: YAG e Er, Cr: YSGG na espessura da dentina. [1]

Graças à sua maior absorção, o laser Er:YAG tem uma profundidade de penetração menor, mas uma ablação de tecido mais eficaz.

Por conseguinte, requer menos energia e menos tempo para ablacionar tecido dentário duro em comparação com o laser Er, Cr: YSGG [27, 68].

Para além do comprimento de onda, um dos principais factores que determinam a eficácia e a segurança da ablação por laser é a duração do impulso do laser. Se a energia necessária for fornecida ao tecido alvo num curto espaço de tempo, tem pouco tempo para sair do tecido ablacionado, o que aumentaria a eficácia da ablação. (Lukac et al em 2004)

Em 2008, Perhavec e Diaci efectuaram um estudo in vitro para comparar a taxa de ablação de tecido dentário duro por lasers Er: YAG e Er, Cr: YSGG utilizados com a mesma energia de saída (260 mJ) mas com diferentes durações de impulso [68].

[33]Os resultados deste estudo mostraram que o volume de dentina

ablacionado por impulso de energia do laser Er: YAG (0,073 mm/J) foi maior por um fator de 1,4 do que o removido pelo laser Er, Cr: YSGG (0,053 mm/J).

[3]No esmalte, o volume ablacionado pelo pulso de energia do laser Er:YAG (0,032mm/J) foi 1,5 vezes maior do que o alcançado pelo laser Er, Cr:YSGG (0,021mm3/J).

Esta diferença na taxa de ablação foi atribuída ao facto de o laser Er:YAG oferecer a vantagem de variar as durações dos impulsos e poder trabalhar com impulsos curtos (até 50µs).

Em contraste, o laser Er, Cr: YSGG foi limitado a durações mínimas de impulso superiores a 400µs devido ao longo tempo de relaxamento do ião Cr3+.

Os autores deste estudo concluíram que, com uma configuração semelhante dos dois sistemas laser, o laser Er:YAG oferece um desempenho superior em termos de volumes de ablação.

2. Danos térmicos causados

Quanto maior for a profundidade de penetração de um laser, maior será o dano térmico secundário que provoca.

Em 2009, Perhavec et al realizaram um estudo in vitro para comparar a deposição de calor residual no dente após a ablação de tecidos com o laser Er: YAG (2490 nm) e o laser Er, Cr: YSGG (2780 nm) [69].

Neste estudo, foram utilizados 3 tipos de laser de érbio com a mesma energia de saída (100 mJ) mas com diferentes modos de impulso:

O laser Er: YAG (AT Fidelis, Fotona) com o modo MSP "Medium Short Pulse": duração do impulso de 150µs.

- O laser Er, Cr: YSGG em modo H (Waterlase, Biolase): duração do impulso entre 500 e 700 µs.

- O laser Er, Cr: YSGG em modo S (Waterlase, Biolase): duração do impulso entre 1200 e 1400 µs.

O estudo mostrou que a quantidade de calor residual indesejado que permanece depositado no dente para o laser Er, Cr: YSGG era duas vezes maior para o modo H e 3 vezes maior para o modo S do que o calor depositado utilizando o modo MSP do laser Er: YAG.

Foram observados danos térmicos sob a forma de manchas acastanhadas na dentina dos dentes irradiados com o laser Er, Cr: YSGG, apesar da pulverização de água utilizada durante o tratamento.

Estes autores também mediram o aumento máximo de temperatura nos tecidos dentários duros (esmalte e dentina) após irradiação com lasers de érbio.

Revelaram que o aumento da temperatura foi mais acentuado para o laser Er, Cr: YSGG (utilizado nos modos de impulso H e S) do que para o laser Er: YAG (Figura 57).

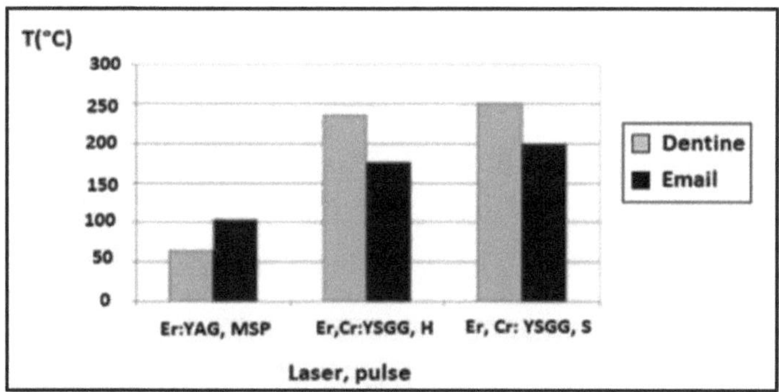

Figura 57: Aumento da temperatura dos tecidos dentários (esmalte +

Do mesmo modo, Diaci e Gaspirc, em 2012, revelaram que, após a irradiação com laser de Erbium sem a utilização de pulverização de água, as áreas de necrose térmica geradas pelo laser de Er, Cr: YSGG eram aproximadamente três vezes maiores do que as causadas pelo laser de Er: YAG [27].

Os autores concluíram que uma das principais vantagens da utilização clínica do laser Er:YAG é a sua capacidade de remover tecidos dentários duros e moles com danos térmicos mínimos.

3. Tempo de processamento

Quanto maior for a profundidade de penetração da radiação laser, maior será o volume de tecido irradiado que necessita de ser aquecido e mais lento será o tempo necessário para atingir a temperatura de ablação.

Diaci e Gaspirc em 2012 mostraram que o laser Er, Cr: YSGG (2780nm), devido à sua maior penetração no tecido dentário duro, requer aproximadamente 3 vezes mais tempo do que o laser Er: YAG para aquecer o volume de tecido irradiado até à sua temperatura de ablação [27].

Como resultado, a ablação de tecidos começou mais tarde para o laser Er, Cr: YSGG do que para o laser Er: YAG.

Este atraso na eliminação do tecido dentário pelo laser de Er, Cr: YSGG foi também atribuído ao facto de parte da energia do laser ser dissipada no tecido circundante à medida que o feixe de laser avançava mais profundamente no tecido alvo [28].

4. Tipo de dor sentida

Um estudo efectuado por Claire Alamarguy em 2011 avaliou o tipo de dor sentida pelos dois lasers Er: YAG (2940 nm) e Er, Cr: YSGG (2780 nm) durante o tratamento dentário [2].

Os resultados deste estudo mostraram que o tratamento com estes dois sistemas laser foi geralmente indolor para os pacientes, em comparação com o tratamento convencional com brocas.

No entanto, a dor gerada, caso existisse, era mais tolerável com o laser Er:YAG do que com o laser Er,Cr:YSGG (Figura 58).

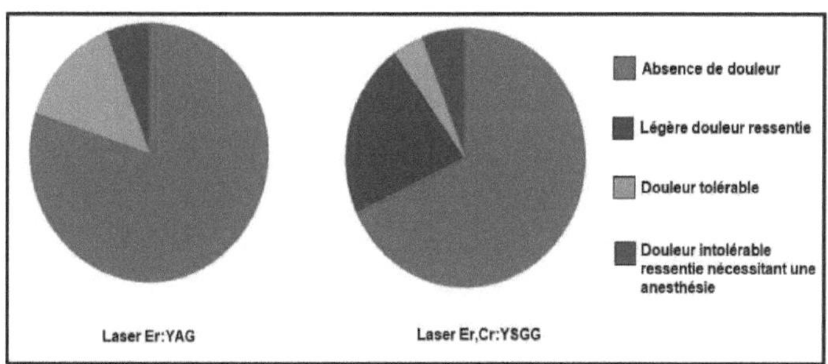

Figura 58: Diagramas representativos da dor sentida quando se utilizam lasers Er: YAG e Er, Cr: YSGG. [2]

5. Conclusão

Apesar dos resultados quase idênticos dos estudos publicados, parece que o laser Er:YAG é mais recomendado na nossa prática de dentisteria conservadora e endodontia, uma vez que combina a eficácia, segurança, conforto e rapidez dos tratamentos dentários assistidos por LASER.

Neste domínio, são ainda necessários estudos com um elevado nível de evidência científica.

Conclusão

Conclusão

Como parte da medicina dentária moderna e minimamente invasiva, os lasers Er: YAG (2940 nm) e Er, Cr: YSGG (2780 nm) representam tecnologia de ponta para uma vasta gama de aplicações clínicas em medicina dentária conservadora e endodontia.

Graças à sua versatilidade, estes lasers são ideais para o tratamento de tecidos dentários duros e moles, com resultados prometedores.

Na dentisteria de restauração, a sua eficácia foi demonstrada na maioria das indicações clínicas: a remoção precisa e selectiva de lesões cariosas, o condicionamento das superfícies dentárias para melhorar a adesão da resina composta e também o tratamento sem contacto (sem vibração e sem ruído) das superfícies dentárias.

Estes lasers também permitiram tratar a sensibilidade da dentina com taxas de sucesso terapêutico muito mais elevadas do que as técnicas convencionais.

Em endodontia, os lasers de érbio são utilizados para preparar cavidades de acesso, encontrar entradas de canais e descontaminar o sistema endodôntico por irradiação direta das paredes dos canais e/ou por ativação das soluções de irrigação.

Estes lasers foram também utilizados para amolecer a guta-percha por efeito fototérmico e para a impulsionar através de todos os canais principais e acessórios, optimizando assim a estanquicidade da obturação final do canal radicular.

Para além disso, os lasers Er: YAG e Er, Cr: YSGG oferecem vantagens inegáveis na cirurgia apical: um único instrumento para a incisão gengival, perfuração óssea, ressecção do ápice e descontaminação do local cirúrgico, com uma excelente cicatrização óssea e uma recuperação pós-operatória indolor e aceitável para os pacientes.

No entanto, apesar das suas virtudes, a literatura tem demonstrado que os lasers de érbio ainda não cobrem todas as indicações clínicas em CCE e muitas vezes têm de ser combinados com outros dispositivos LASER (como o laser de díodo para o diagnóstico de cáries). O tempo de aplicação clínica lento ou demorado e o custo muito elevado destes lasers também limitam a sua utilização nos consultórios dentários.

Um grande desafio para os investigadores no futuro é o desenvolvimento de dispositivos menos dispendiosos, mais versáteis e mais ergonómicos, e porque não o desenvolvimento de um dispositivo laser que incorpore as qualidades de vários comprimentos de onda, permitindo alargar o âmbito das suas aplicações clínicas em medicina dentária.

Referências

Referências

1. **Abdulsamee N.**

Laser de Érbio Familiar: Revolução Silenciosa na Medicina Dentária.
Reveja.

EC Dental Science 2017; 13: 168-90.

2. **Alamarguy C.**

Lasers e a sua utilização em medicina dentária conservadora.

[Tese]. Universidade de Nancy Poincare-Nancy1, 2011.

3. **Al-Batayneh OB, Seow WK, Walsh LJ.**

Avaliação do laser Er:YAG no preparo cavitário de dentes decíduos e
permanentes: estudo termográfico e de microscopia eletrónica de
varrimento.

Pediatr Dent 2014; 36 (3): 90-4.

4. **Amasyali M, Sabuncuoglu FA, Ersahan S, Oktay EA.**

Comparação dos efeitos de vários métodos utilizados para remover o
adesivo das superfícies dentárias na rugosidade da superfície e nas
alterações de temperatura na câmara de polpa.

Turk J Orthod2019; 32(3):132-8.

5. **Angiero F, Benedicenti S, Signore A, Parker S, Crippa R.**

Apicoectomias com o laser de érbio: técnica complementar para o
tratamento endodôntico retrógrado.

PhotomedLaser Surg 2011; 29(12): 845-9.

6. **Aranha ACC, por Paulo Eduardo C.**

Efeitos dos lasers Er: YAG e Er, Cr: YSGG na hipersensibilidade da
dentina. Avaliação clínica a curto prazo.

Lasers MedSci 2012; 27(4): 813-8.

7. **Aricioglu B, Arslan I, Duymus ZY. Çelik D.**

Comparação da eficácia da remoção de hidróxido de cálcio de diferentes sistemas de irrigação e da técnica de fluxo fotoacústico induzido por fotões.

JDental Lasers 2018; 12(1): 31.

8. **Arslan H, Akcay M, Capar ID, Saygili G, Gok T, Erats H.**

Comparação in vitro da irrigação com técnicas de fluxo fotoacústico iniciado por fotões, ultra-sons, sónica e agulha na remoção de hidróxido de cálcio.

Int Endod J 2015; 48(3): 246-51.

9. **Ayranci LB, Koseoglu M.**

A avaliação dos efeitos de diferentes soluções irrigadoras e sistemas de laser na adesão de selantes de canais radiculares à base de resina.

PhotomedLaser Surg 2014; 32(3): 152-9.

10. **Baraba A, Kqiku L, Gabric D, Verzak Z, Hanscho K, Miletic I.**

Eficácia da remoção de bactérias cariogénicas e dentina cariada por ablação utilizando diferentes modos de Er: YAGlasers.

Braz JMedBiol Res 2018; 51(3) :6872.

11. **Baraba A, Perhavec T, Chieffi N, Ferrari M, Anic I, Miletic I.**

Potencial ablativo de quatro pulsos diferentes de lasers Er: YAG e peça de mão de baixa velocidade.

PhotomedLaser Surg 2012; 30(6): 301-7.

12. **Bagaran EG, Ayna E, Basaran G, Beydemir K.**

Influência de diferentes potências do laser de érbio, crómio: ítrio-escândio-gálio-garnet e do condicionamento ácido na resistência ao cisalhamento de um cimento resinoso de dupla polimerização ao esmalte.

Lasers MedSci 2011; 26(1):13-9.

13. Bertrand MF, Rocca JP.

Laser Er:YAG e dentisteria de restauração.

EMC-Stomatologie2005; 1 :104-115.

14. Blanken J, De Moor RJ, Meire M, Verdaasdonk R.

Vapor explosivo induzido por laser e cavitação resultando numa irrigação eficaz do canal radicular. Parte 1: estudo de visualização.

Lasers Surg Med 2009; 41(7) :514-9.

15. Bodrumlu E, Keskiner I, Sumer M, Sumer AP, Telcioglu NT.

Variação da temperatura durante a apicectomia com laser Er:YAG.

PhotomedLaser Surg 2012; 30(8): 425-8.

16. Shah S.

O laser de érbio na odontologia restauradora e endodôntica. [Tese]. Universidade de Direito e Saúde de Lille 2: Faculdade de Cirurgia Dentária; 2018.

17. Cartwright RB.

Hipersensibilidade dentinária: uma revisão narrativa Comunidade.
Saúde Dentária 2014; 31: 1-6.

18. Ceballos-Jiménez AY, Rodríguez-Vilchis LE, Contreras-Bulnes R.

Alterações Químicas do Esmalte Produzidas por Fluoreto de Sódio, Hidroxiapatita, Laser Er:YAG e Tratamentos Combinados.
Journal of Spectroscopy 2018; 7.

19. **Cengiz E, Yilmaz HG.**

Eficácia da irradiação com laser de érbio, dopado com crómio, ítrio, escândio, gálio e granada combinada com silicato tricálcico à base de resina e hidróxido de cálcio no capeamento pulpar direto: um ensaio clínico aleatório.

JEndod 2016; 42(3):351-5.

20. **Chen ML, Ding JF, He YJ, Chen Y, Jiang Q.**

Efeito do pré-tratamento na dentina irradiada com laser Er: YAG.

Lasers MedSci 2015; 30(2):753-9.

21. **Chen WH.**

Apicoectomia realizada com o sistema de laser Er, Cr: YSGG: relato de um caso. 2020

22. **Cheng X, Xiang D, He W, Qiu J, Han B, Yu Q, Tian Y.**

Efeito bactericida da irrigação com hipoclorito de sódio ativado por laser de Er: YAG contra biofilmes de Enterococcus faecalis isolados do canal de dentes com lesões periapicais. *PhotomedLaser Surg 2017; 35 (7): 386-92.*

23. **David CM, Gupta P.**

Lasers em medicina dentária: uma revisão.

Int JAdv Health Sci2015 ;2 :7-13.

24. **De Oliveira RM, de Souza VM, Esteves CM, Lima-Arsati YB, Cassoni A, Rodrigues JA et al.**

Fornecimento de energia laser Er, Cr:YSGG: efeitos do pulso e da potência na superfície do esmalte e na resistência à erosão.

PhotomedLaser Surg 2017; 35(11):639-46.

25. Deng Y, Zhu X, Zheng D, Yan P, Jiang H.

Utilização do laser no capeamento pulpar direto: uma meta-análise.

J Am Dent Assoc 2016; 147(12): 935-42.

26. Deponte S.

O laser de érbio em endodontia.

Notícias AO 2018.

27. Diaci J, Gaspirc, B.

Comparação dos lasers Er: YAG e Er, Cr : YSGG utilizados em medicina dentária.

JLaser healthAcad 2012; 1(1): 1-13.

28. Diaci J.

Profilometria laser para a caraterização de crateras produzidas em tecidos dentários duros por lasers Er: YAG e Er, Cr : YSGG.

JLaser HealthAcademy 2008; 2: 15-20.

29. Díaz-Monroy JM, Contreras-Bulnes R, Olea-Mejía OF.

Alterações químicas associadas ao aumento da resistência ácida do esmalte irradiado com laser Er:YAG.

The Scientific World Journal 2014: 1-6.

30. Divito E, Crippa R, Laria G.

Lasers em endodontia.

Laser 2012; 2: 18-26.

31. Geraldo-Martins VR, Penazzo Lepri C, Palma-Dibb RG.

Influência da irradiação laser Er, Cr: YSGG na prevenção da cárie do esmalte.

Lasers Med Sci 2013; 28: 33-9.

32. **Golob BS, Olivi G, Vrabec M, El Feghali R, Parker S, Benedicenti S.**

Eficácia do fluxo fotoacústico induzido por fotões na redução de Enterococcus faecalis no canal radicular: diferentes configurações e diferentes concentrações de hipoclorito de sódio.

JEndod 2017; 43(10): 1730-5.

33. **Gorduysus MO, Al-Rubai H, Salman B, Al Saady D, Al-Dagistani H, Muftuoglu S.**

Utilização da irradiação com laser de ítrio-alumínio-garnet dopado com érbio em diferentes níveis de energia versus ultrassom na remoção de materiais de obturação de canais radiculares no retratamento endodôntico.

Eur JDent 2017; 11(3) :281-6.

34. **Harashima T, Kinoshita JI, Kimura Y, Brugnera A, Zanin F, Pecora JD et al.**

Estudo Morfológico Comparativo da Ablação de Tecidos Duros Dentários na Preparação de Cavidades por Lasers Er:YAG e Er, Cr: YSGG.

Photomed Laser Surg 2005; 23: 52-5.

35. **Hossain M, Nakamura Y, Yamada Y, Suzuki N, Murakami Y, Matsumoto K.**

Análise da rugosidade da superfície do esmalte e da dentadura após irradiação com laser de Er, Cr: YSGG.

J Clin Laser MedSurg 2001; 19(6): 297-303.

36. **Inamoto K, Horiba N, Senda S et al.**

Possibilidade de preparação do canal radicular com laser Er:YAG.

Oral Surg Oral Med Oral Pathol Oral RadiolEndod.2009; 107(1): e47-55.

37. Jaramillo DE.

Irrigação do sistema de canais radiculares por ativação laser (LAI): PIPS Photon-Induced Photoacoustic Streaming.

Irrigação endodôntica.Springer 2015.227-235.

38. Kallis A.

Relato de caso: A utilização do laser Er: YAG de 2940 nm na preparação de cavidades.

Academia de Saúde JLaser 2014; 1: 1855-1913.

39. Keles A, Arslan H, Kamalak A, Akacay M, Sousa-Neto MD, Versiani MA.

Remoção de materiais de obturação de canais ovais com irradiação laser: um estudo tomográfico micro-computado.

JEndod2015; 41(2): 219-24.

40. Khatavkar R, Hegde V.

Análise de superfície do condicionamento a laser Erbium: YAG em comparação com o condicionamento ácido.

Laser 2012; 2:42-5.

41. Kihara T, Matsumoto H. Yoshimine Y.

Avaliação da eficácia da irrigação activada por laser Er: YAG num canal acessório simulado.

JDental Lasers 2019; 13(2): 34.

42. Kilinc E, Roshkind DM, Antonson SA, Antonson DE, Hardigan PC, Siegel SC et al.

Segurança térmica dos lasers Er: YAG e Er,Cr : YSGG na remoção de tecidos duros.

PhotomedLaser Surg 2009;27(4): 565-70.

43. Kokuzawa C, Ebihara A, Watanabe S et al.

Modelação do canal radicular com irradiação laser Er:YAG.

PhotomedLaser Surg. 2012; 30(7):367-73.

44. Kolnick J.

A utilização clínica do laser Er, Cr: YSGG na terapia endodôntica.

Raízes 2011; 2:14-8.

45. Komabayashi T, Ebihara A, Aoki A.

A utilização de lasers para o capeamento direto da polpa.

J Oral Sci 2015; 57(4): 277-86.

46. Kumar P, Goswami M, Dhillon JK, Rehman F, Thakkar D, Bharti K.

Avaliação comparativa da microdureza e morfologia da superfície do esmalte dentário permanente após irradiação laser e tratamento com flúor - um estudo in vitro.

Laser Ther 2016 ;25(3) :201-8.

47. Laky M, Volmer M, Arslan M, Agis H, Moritz A, Cvikl B.

Eficácia e Segurança do Fluxo Fotoacústico Induzido por Fotões para Remoção de Hidróxido de Cálcio em Tratamento Endodôntico.

BiomedRes Int 2018; 2018: 2845705.

48. Laria G, Crippa R, Olivi G.

Utilização dos lasers Er, Cr: YSGG e Er:YAG em dentisteria restauradora.

Laser 2011; 1: 31-4.

49. Li T, Zhang X, Shi H, Ma Z, Lv B, Xie M.

Aplicação do laser Er: YAG na remoção de cáries e preparação de cavidades em crianças: uma meta-análise.

Lasers MedSci 2019; 34(2): 273-80.

50. Lietzau M, Smeets R, Hanken H, Heiland M, Apel C.

Apicoectomia com laser Er:YAG em associação com microscópio: uma investigação retrospetiva comparativa.

PhotomedLaser Surg 2013; 31(3):110-5.

51. Lima DM, Tonetto MR, de Mendonça AAM, Elossais AA, Saad JRC, de Andrade MF et al.

Efeitos estruturais do esmalte dentário humano e da dentina após irradiação com laser Er: YAG.

J Contemp Dent Pract 2014; 15(3): 283-7.

52. Lin S, Liu Q, Peng Q.

O limiar de ablação do laser Er: YAG e do laser Er, Cr: YSGG na dentina dentária.

SciResearchEssays 2010; 5(16):2128-35.

53. Liu Y, Hsu CY, Teo CM, Teoh SH.

Mecanismo potencial para o efeito do laser-fluoreto na desmineralização do esmalte.

JDent Res 2013; 92(1): 71-5.

54. Liu Y, Hsu CY, Teo CM, Teoh SH.

Efeito do laser subablativo Er: YAG na desmineralização do esmalte.

Caries Res 2013; 47(1): 63-8.

55. **Lopes RM, Trevelin LT, da Cunha SRB, de Oliviera RF, Salgado DMR, de Freitas PM et al.**

Adesão dentária à estrutura dentária baseada em érbio: uma revisão da literatura.

PhotomedLaser Surg 2015; 33(8):393-403.

56. **Matos AB, De Azevedo CS, Da Ana PA.**

Tecnologia laser para a remoção de cáries.

Abordagem contemporânea da cárie dentária 2012; 1: 292-312.

57. **Matsumoto H, Yoshimine Y, Akamine A.**

Visualização do fluxo de irrigante e da cavitação induzida pelo laser Er: YAG num modelo de canal radicular.

JEndod2010; 37(6): 839-43.

58. **Mazeki K, Kimura Y, Yokoyama K, Matsumoto K.**

Preparação dos orifícios dos canais radiculares por irradiação com laser Er:YAG: observações in vitro e clínicas.

J Clin Laser MedSurg 2003;21(2) :85-91.

59. **Meire MA, Havelaerts S, De Moor RJ.**

Influência dos parâmetros de iluminação na eficácia da limpeza da irrigação activada por laser com lasers de érbio pulsados.

Lasers MedSci 2016; 31(4) :653-8.

60. **Minas NH, Meister J, Franzen R, Gutknecht N, Lampert F, Mir M.**

Estudo preliminar in vitro para avaliar a capacidade do laser de Er, Cr: YSGG no preparo de canais radiculares de dentes posteriores com a técnica step-back.

Lasers Med Sci 2009; 24(1): 7-12.

61. **Molaasadollah F, Asnaashari M, Abbas FM, Jafary M.**
Comparação in vitro do gel de flúor isolado e em combinação com o laser Er, Cr: YSGG na redução de lesões de manchas brancas em dentes decíduos.
JLasers Med Sci Fall 2017; 8(4): 160-5.

62. **Moosavi H, Ghorbanzadeh S, Ahrani F.**
Alterações Estruturais e Morfológicas na Dentina Humana após Irradiação Ablativa e Subablativa com Laser Er: YAG.
JLasers MedSci 2016; 7(2):86-91.

63. **Negi S, Adhikari HD, Mazumder D, Deirimika L, Bhardwaj S.**
Avaliação comparativa da microinfiltração após a ressecção da extremidade da raiz por laser de érbio, crómio: ítrio-escândio-gálio-garnet (Er, Cr: YSGG) e broca de carboneto com ou sem colocação de agregado de trióxido mineral: um estudo in vitro. *J Conserv Dent 2019; 22(4): 391.*

64. **Olivi G, De Moor R, DiVito E.**
Lasers em endodontia: fundamentos científicos e aplicações clínicas. Springer; 2016.

65. **Olivi G, DiVito E, Peters O, Kaitsas V, Angiero F, Signore A et al.**
Eficácia de desinfeção do fluxo fotoacústico induzido por fotões em canais radiculares infectados com Enterococcus faecalis: um estudo ex vivo.
JAm Dent Assoc 2014; 145(8): 843-8.

66. Ozkocak I, Sonat B.

Avaliação dos Efeitos na Adesão de Vários Selantes de Canais
Radiculares após a Utilização de Laser Er: YAG e Irrigantes na
Superfície Dentinária.

JEndod2015; 41(8): 1331-6.

67. Ozlem K, Esad GM, Ayse A, Aslihan U.

Eficiência do laser e de um agente dessensibilizante no tratamento da
hipersensibilidade dentinária: um estudo clínico.

Niger J Clin Pract 2018; 21(2): 225-30.

68. Perhavec T, Diaci J.

Comparação dos lasers dentários Er:Yag e Er, Cr: YSGG.

J Oral Laser App 2008; 8: 87-94.

69. Perhavec T, Lukac M, Diaci J, Marincek M.

Deposição de calor de lasers de érbio em tecidos dentários duros.

J Oral Laser App2009; 9(4): 205-12.

70. Poli R, Parker S.

Obtenção de Analgesia Dentária com o Laser Erbium Chromium
Yttrium Scandium Gallium Garnet (2780 nm): Um protocolo para um
tratamento conservador sem dor.

Photomed Laser Surg 2015; 33(7): 364-71.

71. Poli R.

Dentisteria Restauradora Assistida por Laser (Tecido Duro: Remoção
de Lesões Cariosas e Preparação de Dentes).

Lasers em Medicina Dentária - Conceitos actuais 2017; 8: 163-89.

72. **Ramalho KM, Hsu CYS, de Freitas PM, Aranha ACC, Esteves-Oliveira M, Rocha RG.**
Lasers de Érbio para a Prevenção da Desmineralização do Esmalte e da Dentina: Uma Revisão da Literatura.
PhotomedLaser Surg 2015; 33(66): 301-19.

73. **Raucci-Neto W, Dos Santos CR, de Lima FA, Pécora JD, Bachmann L, Palma-Dibb RG.**
Efeitos térmicos e aspectos morfológicos da variação da energia do laser Er: YAG na remoção de dentina desmineralizada: um estudo in vitro.
Lasers Med Sci 2015; 30(4):1231-6.

74. **Rey G, Girard J, Para A, Lamouret P, Missika P.**
Utilização de lasers em endodontia.
Rueil-Malmaison: Edition CdP; 2014. 162 p

75. **Roper M J, White JM, Goodis HE.**
Alterações bidimensionais e características da superfície de um laser de érbio utilizado para a preparação do canal radicular.
Lasers Surg Med2010; 42(5): 379-83.

76. **Roszkiewicz P.**
Capeamento pulpar direto assistido por laser.
Laser 2017; 3:16-8.

77. **Sahar-Helft S, Sarp ASK, Stabholtz A, Gutkin V, Redenski I, Steinberg D.**
Comparação das irrigações com pressão positiva, ultra-sónica passiva e activada por laser na remoção da camada de smear-layer da superfície do canal radicular.

PhotomedLaser Surg 2015; 33(3):129-35.

78. Sahar-Helft S. Stabholtz A.

Remoção da smear layer durante o tratamento endodôntico por diferentes técnicas - um estudo in vitro. Um caso clínico - tratamento endodôntico com laser Er: YAG.

Stomatol Edu J2016; 3:162-7.

79. Santos CR, Tonetto M, Presoto CD.

Aplicação de lasers Er:YAG e Er, Cr:YSGG na preparação de cavidades para tecidos dentários: uma revisão da literatura.

World JDent 2012; 3(4): 340-3.

80. Sarmadi R, Andersson EV, Lingstrom P, Gabre P.

Um Ensaio Controlado e Aleatório Comparando o Laser Er:YAG e a Broca Rotativa na Escavação de Cáries - Experiências dos Pacientes e a Qualidade da Restauração com Compósito.

Open Dent J 2018; 12: 443-54.

81. Silva AC, Melo P, Ferreira JC, Oliveira T, Gutknecht N.

Adesão em Dentina Preparada com Laser Er, Cr: YSGG: Revisão Sistemática.

Contemp Clin Dent 2019; 10(1): 129-34.

82. Strakas D, Gutknecht N.

Lasers de érbio em medicina dentária operatória - uma revisão da literatura.

Lasers Dental Sci 2018; 2: 125-36.

83. Tachinami H, Katsuumi I.

Remoção de materiais de obturação de canais radiculares utilizando irradiação laser Er: YAG.

Dent Mater J2010; 29(3): 246-52.

84. Tao S, Li L, Yuan H, Tao S, Cheng Y, He L et al.

Tecnologia laser de érbio versus perfuração tradicional para remoção de cáries: uma revisão sistemática com meta-análise.

J Evid Based Dent Pract 2017; 17: 324-34.

85. Tsanova ST, Tomov GT.

Alterações morfológicas em tecidos dentários duros preparados com Er:YAGLaser (LiteTouch, Syneron), Carisolv e instrumentos rotatórios. Uma avaliação por microscopia eletrónica de varrimento.

Folia Medica 2010; 52(3): 46-55.

86. van As G.

Lasers de érbio em medicina dentária.

Dental Clinics 2004; 48 (4): 1017-1059.

87. Wang X, Cheng X, Liu B, Liu X, Yu Q, He W.

Efeito das irrigações activadas por laser na remoção da camada de esfregaço da parede do canal radicular. *PhotomedLaser Surg 2017; 35(12): 688-94.*

88. Wang X, Cheng X, Liu X, Wang Z, Wang J, Guo C et al.

Efeito bactericida de vários sistemas de irradiação laser em biofilmes de enterococcus faecalis em túbulos dentinários: um estudo de microscopia confocal de varrimento a laser.

PhotomedLaser Surg 2018; 36(9): 472-9.

89. Yassaei S, Aghili H, Joshan N.

Efeitos da remoção de adesivo das superfícies dentárias por laser Er: YAG e broca de compósito na rugosidade da superfície do esmalte e na temperatura da câmara pulpar.

Dent Research J 2015; 12(3): 254-9.

90. Yilmaz HG, Bayindir H.

Avaliação clínica e por microscopia eletrónica de varrimento da terapia laser Er, Cr: YSGG para o tratamento da hipersensibilidade da dentina: estudo de curto prazo, aleatório e controlado.

J Oral Rehabil 2014; 41(5): 392-8.

91. Zhao XY, Wang S, Zhang CF.

Ressecção radicular por laser Er: YAG: um estudo ao microscópio eletrónico de varrimento.

West China JStomatol 2010; 28(5): 526-8.

92. Zhegova GG, Rashkova MR.

Laser Er-YAG e tratamento de cáries dentárias em dentes permanentes na infância.

JIMAB 2015; 21:699-704.

Referências na Internet

93. Gaultier F, Navarro G.

Lasers em medicina dentária.

[Em linha]. 2013 [Acedido em 20 de outubro de 2020]. Disponível em: https://www.lefildentaire.com/ articles/practice/through-conferences/the-lasers-in-odontology/

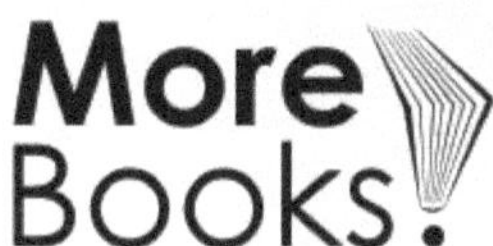

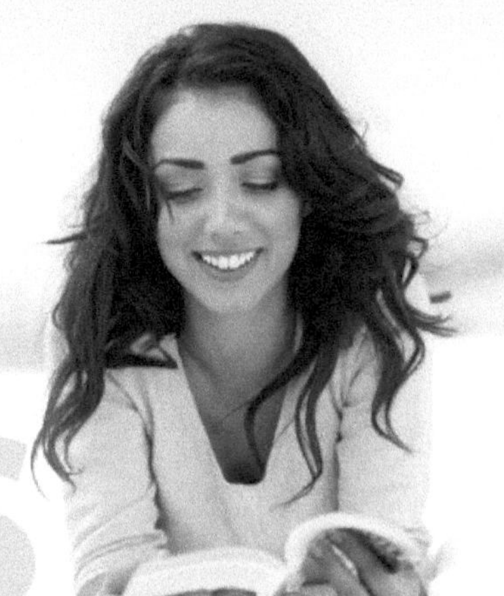

yes
I want morebooks!

Buy your books fast and straightforward online - at one of world's fastest growing online book stores! Environmentally sound due to Print-on-Demand technologies.

Buy your books online at
www.morebooks.shop

Compre os seus livros mais rápido e diretamente na internet, em uma das livrarias on-line com o maior crescimento no mundo! Produção que protege o meio ambiente através das tecnologias de impressão sob demanda.

Compre os seus livros on-line em
www.morebooks.shop

info@omniscriptum.com
www.omniscriptum.com

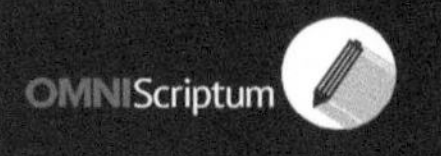

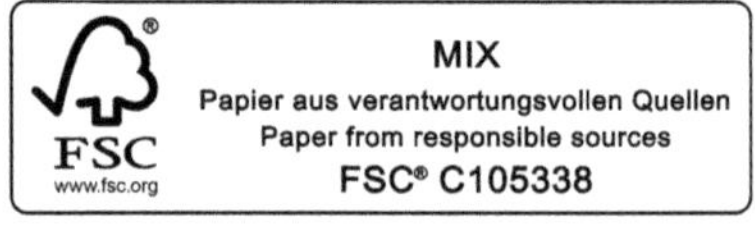

Printed by Books on Demand GmbH, Norderstedt / Germany